Die „Hefte zur Unfallheilkunde"

dienen in erster Linie einem praktischen Bedürfnisse. Es ergab sich für den Unfall- und Versicherungsarzt die Notwendigkeit, sich schnell und in bequemer, handlicher Art über neuere Anschauungen in seinem Fachgebiet zu unterrichten und Anleitungen dieser Art zur Hand zu halten. Die „Hefte zur Unfallheilkunde" bringen dementsprechend:

1. Zusammenfassende Arbeiten von größerer praktischer Bedeutung.
2. In besonderen Fällen auch andere, zu geschlossener Darstellung geeignete bedeutungsvolle Zusammenstellungen.

Der Preis der Hefte wird zur Erleichterung ihrer Verbreitung möglichst niedrig gehalten. Sie erscheinen in der Ausstattung der Monatsschrift für Unfallheilkunde.

Fuß und Bein
Ihre Erkrankungen und deren Behandlung
Ein Lehrbuch
von
Professor Dr. med. Georg Hohmann
Direktor der Orthopädischen Universitäts-Klinik Frankfurt a. M.

Zweite Auflage

Mit 326 Abbildungen. X, 380 Seiten. 1934. RM 24.—; gebunden RM 25.80

Inhaltsübersicht:

Bau und Funktion des Fußes und Beines. — Die Untersuchungsmethoden. — Der Knickfuß und Knickplattfuß. — Hallux valgus und Spreizfuß. — Metatarsalgie (Mortonsche Neuralgie, Fußgeschwulst, Deutschländersche Erkrankung des Mittelfußes). — Ballenfuß und Hohlfuß. — Die Malacie der Metatarsalköpfchen. — Arthrosis und Arthritis deformans der Fußgelenke. — Arthrosis und Arthritis deformans des Kniegelenks. — Arthrosis und Arthritis deformans des Hüftgelenks. — Die Behandlung der Arthrosen und Arthritiden. — Hallux rigidus oder flexus. — Hallus malleus. — Beugecontractur der Großzehe. — Gichtische Gelenkerkrankungen. — Hammerzehen, Krallenzehen, Klauenzehen, Varuszehen. — Der Fersensporn. — Andere krankhafte Zustände an der Ferse. — Der schlecht geheilte Fersenbeinbruch. — Wachstumsstörungen an Fuß und Bein. — Akzessorische Knochenstücke am Fuß. — Processus trochlearis calcanei. — Sehnenscheidenentzündung am Fuß und Unterschenkel. — Angeborene Fehlbildungen des Fußes. — Pes adductus. — Angeborene Fehlbildungen der Zehen. — Erkrankungen der Sesambeine des 1. Mittelfußzehengelenks. — Der dorsale Knochenhöcker am 1. Keilbein. — Mittelfußknochengelenk. — Die Muskelhärten. — Distorsion des Sprunggelenks. — Sportschäden an Fuß und Bein. — Der Knieverband. — Die Bedeutung der Fußleiden für Staat und Volk. — Statische Beinveränderungen durch Beinverkürzung. — Die künstliche Wade. — Das intermittierende Hinken oder die Gangstockung. — Nervenstörungen am Fuße. — Der Wadenkrampf. — Erkrankungen der Fußsohle. — Schwielen und Hühneraugen. — Warzen an der Fußsohle. — Fettgeschwülste an Fuß und Bein. — Der Schweißfuß. — Frostbeulen. — Malum perforans pedis. — Der eingewachsene Nagel. — Krampfadern, Beingeschwür und Venenentzündung. — Die dicken Beine. — Der Zinkleimverband. — Schrifttumsverzeichnis.

VERLAG VON J. F. BERGMANN IN MÜNCHEN

HEFTE ZUR UNFALLHEILKUNDE

BEIHEFTE ZUR „MONATSSCHRIFT FÜR UNFALLHEILKUNDE UND VERSICHERUNGSMEDIZIN"

HERAUSGEGEBEN VON PROF. DR. M. ZUR VERTH, HAMBURG

HEFT 22

AKUTE GLIEDMASSENDYSTROPHIE IN IHRER BEDEUTUNG FÜR DIE BEHANDLUNGSMASSNAHMEN IN DER UNFALLCHIRURGIE

VON

B. KARITZKY

CHIRURGISCHE UNIVERSITÄTSKLINIK
FREIBURG I. BR.

MIT 11 TEXTABBILDUNGEN

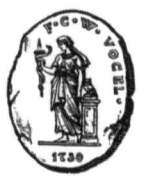

SPRINGER-VERLAG BERLIN HEIDELBERG GMBH 1938

ISBN 978-3-662-38755-9   ISBN 978-3-662-39646-9 (eBook)
DOI 10.1007/978-3-662-39646-9

Einführung.

Die Unfallchirurgie von heute hat sich nicht nur mit der Beseitigung der unmittelbaren Unfallfolgen zu beschäftigen, wie die Wunde zu heilen, einem gebrochenen Knochen seine Festigkeit zurückzugeben u. a. m. Sie muß vielmehr bestrebt sein, all das in möglichst normaler Form wiederherzustellen, was wir unter dem körperlichen Ausdruck des Menschen verstehen. Es sind dies der aufrechte Gang, die gestraffte Haltung, das harmonische kraftvolle Spiel der Gliedmaßen. Nur so kann die Unfallchirurgie in vollem Umfange der gewaltigen Aufgabe gerecht werden, welche ihr in der Erhaltung und Wiederherstellung eines gesunden arbeitsfähigen Volkskörpers gestellt ist. Während sich dementsprechend ein wichtigster Teil unserer Tätigkeit mit rein praktischen Fragen zu beschäftigen hat, muß es sich unsere Forschung angelegen sein lassen, all den Veränderungen und Erscheinungen auf den Grund zu gehen, welche sich nicht nur unmittelbar, sondern auch mittelbar als Unfallfolgen ergeben können. Gerade hier wird begreiflicherweise unser besonderes Interesse immer wieder auf die Zustände der Atrophie und Dystrophie gelenkt, welche nicht nur in ihrer Häufigkeit, sondern vor allem als Unfallfolge von weittragendster Bedeutung sind. Trotz der großen Schwierigkeiten einer überall befriedigenden Erklärung beginnt sich dieses Kapitel der Dystrophie und Atrophie durch fleißiges Zusammentragen klinischer Beobachtungen und wissenschaftlicher Feststellungen allmählich abzurunden. Die Absicht, hier mitzuhelfen, rief die Freiburger Arbeit ins Leben. Was nun die Erforschung dieser Zustände anbetrifft, so habe ich mich selbst vor einigen Jahren mit dem Gebiete beschäftigt und bin mit muskelphysiologischen Methoden den Erscheinungen nachgegangen, welche sich am unfall- oder frakturbeteiligten Muskel zu entwickeln pflegen. Es war so möglich, zu einer Vorstellung über die inneren Ursachen bestimmter traumatischer Muskelatrophien zu gelangen und

— was weit wichtiger sein dürfte — den feineren Ablauf der Lebensvorgänge zu erkennen, welche im Gegensatz zu den atrophischen Muskelzuständen und ihren Ursachen ein gewaltiges Aktivum darstellen, indem sie zur Bildung des Periostcallus sich als notwenig zeigten. Diese für das Kinon, d. h. die Funktionseinheit Muskel—Periost—Knochen, gefundenen Gesetze und Gesetzmäßigkeiten haben begreiflicherweise einen weit größeren Anwendungsbereich, als er vor Jahren angenommen wurde. Auch hierüber soll die *Karitzky*sche Arbeit ergänzenden Aufschluß geben. Des weiteren wurde durch all diese Beobachtungen und Feststellungen nachhaltiger Einfluß auf die rein praktische Einstellung gewonnen. Über dieses grundsätzliche Verhalten der Freiburger Klinik, wie es sich in der Behandlung der Unfallverletzten des Bewegungsapparates in den letzten Jahren entwickelt hat, wird anschließend berichtet.

Prof. Dr. **E. Rehn**,
Direktor der Chirurgischen Universitätsklinik
Freiburg i. Br.

Allgemeines.

Das von *Sudeck* aufgestellte, von ihm selbst und *Rieder* u. a. ausgearbeitete Krankheitsbild der traumatischen Gliedmaßendystrophie verdient im Rahmen der Bestrebungen, die Sicherheit des Behandlungserfolges in der Unfallchirurgie zu erhöhen, besondere Beachtung.

Hier sollen an Hand einiger klinischer Beispiele die für den praktischen Unfallchirurgen wichtigen Richtlinien herausgestellt werden, die sich aus den bisherigen Arbeiten und aus unseren eigenen praktischen Erfahrungen in der Unfall- und Wiederherstellungschirurgie ergeben haben. Zweck dieser Arbeit soll sein, hieraus die für die Behandlung der Unfallverletzungen wichtigen Schlußfolgerungen zu ziehen, welche geeignet sind, Mißerfolge der sonst bewährten unfallchirurgischen Behandlungsmethoden auszuschalten.

Erfolgsicherheit läßt sich durch schulmäßige Pflege und Entwicklung der bewährten Operations- und konservativen Methoden sowie kritische Auswertung der mit jedem einzelnen Behandlungsverfahren erzielten praktischen Ergebnisse noch verbessern. Daneben ist es unsere Aufgabe, nicht nur auf technische Fehler bei der Anwendung der bekannten Behandlungsmethoden hinzuweisen, sondern auch Fehler und Gefahrenquellen, die in den Methoden selbst oder einer bestimmten Art ihrer Anwendung enthalten sein können, zu erkennen und auszumerzen.

Einer dieser grundsätzlichen Fehler und zugleich die Quelle mancher Mißerfolge ist die Vernachlässigung der Gliedmaßendystrophie bei der Anzeigestellung zur unfallchirurgischen Handlung.

Zum besseren Verständnis des Folgenden berichte ich kurz über die wichtigsten Ergebnisse der von *Sudeck*, *Rieder* u. a. durchgeführten klinischen, röntgenologischen, histologischen und tierexperimentellen Untersuchungen. Man versteht unter dem 1900 von *Sudeck* entdeckten, allgemein als akute Knochenatrophie bezeichneten Zustandsbild eine fleckige Aufhellung der Skeletknochen im Röntgenbild, die nach Verletzungen und entzündlichen Prozessen aller Art nahe oder entfernter vom Orte der schädlichen Einwirkung entstehen kann. Sie zeigt sich zuerst in der spongiösen Knochensubstanz und ist begleitet von einer sehr schnell sich entwickelnden Muskelatrophie, vielfach Ödem der betroffenen Extremität und, in fortgeschrittenem Zustande, vasomotorischen (Cyanose, später Kälte der Haut und vermehrte Schweißsekretion), sowie trophischen Störungen (Schuppung und Atrophie der Haut und des Unterhautzellgewebes, Wachstumsstörungen und Rissigwerden der Nägel, schlechtes Heilen von Wunden). Die beteiligten Gelenke zeigen Kapselschrumpfung, die unter Umständen zur ausgesprochenen Versteifung führen kann.

Man bezeichnet das Krankheitsbild nach *Rieder* besser als Dystrophie, denn die Atrophie bildet erst den Endzustand der vasomotorischen und trophischen Schädigung.

Entsprechend den verschiedenen Ursachen der Dystrophie unterscheidet man eine akute traumatische, eine infektiös-entzündliche, eine neurotische und eine thrombotische Form. Die einzelnen Ursachen können sich überschneiden und dann in der Wirkung auf die betroffene Extremität summieren.

Allen Formen gemeinsam ist Störung der örtlichen Blutzirkulation und des lokalen Stoffwechsels durch einen pathologischen Reiz. Dieser kann in Entzündung, Schmerz, mechanischer und funktioneller Störung der Blutversorgung bestehen.

Die akute fleckige Knochenatrophie ist histologisch durch Störungen im An- und Abbau gekennzeichnet. Der Abbau überwiegt den Anbau, es kommt zu starker Anlagerung von osteoider Substanz. Kalkanlagerung bleibt aus und tritt erst auf, wenn die Extremitätendystrophie unterhaltenden Reize ausgeschaltet sind. Im Gegensatz zum Röntgenbild, welches die Atrophie erst nach einer Latenzzeit von 3—4 Wochen zur Darstellung bringt, sind histologisch schon 8 Tage nach der Schädigung Merkmale der Knochendystrophie nachzuweisen (*Rieder*).

Die Haut zeigt klinisch im Anfangsstadium der akuten Dystrophie Hyperämie und Hyperthermie, Ödem, Cyanose, Herabsetzung der Reaktionsfähigkeit des Gewebes, verzögertes Eintreten und Schwinden der reaktiven Rötung auf Kältereize, schließlich krankhafte Veränderungen im capillarmikroskopischen Bild.

Pathologischer Hyperämiezustand und örtliche Acidose durch die Kreislaufstörung sind Vorbedingung für die Atrophie.

Bestehen die schädlichen Reize lange Zeit fort, so greift die Dystrophie auch auf die Gelenke über. Dann schrumpfen Gelenkkapseln und Bänder, auf den Gelenkflächen bildet sich ein Pannus, die Ernährung des Knorpelbelages leidet, und das Endstadium bildet eine bindegewebige Ankylose.

Mit Ausnahme der entzündlichen Form finden sich die typischen Erscheinungen der Dystrophie und Atrophie, wie auch im Tierversuch, stets distal der Stelle des schädigenden Reizes. Konsensuelle Kreislaufstörungen an der gesunden Extremität kommen nicht vor. Im allgemeinen verschwinden die Störungen, wenn die primäre Schädigung rechtzeitig beseitigt wird. Andererseits kann der dystrophische Symptomenkomplex nach Abklingen des Reizes als selbständige Erkrankung des peripheren Vasomotorensystems bestehen bleiben (*Rieder*).

Bezüglich der näheren bekannten Einzelheiten über die feineren Veränderungen bei der traumatischen Gliedmaßendystrophie muß auf das letzte eingehende Sammelreferat von *Rieder* verwiesen werden.

Für die Praxis muß man wissen, daß die akute Gliedmaßendystrophie den Folgezustand einer Unterbrechung der normalen Funktion der Extremität darstellt. Die Veränderungen betreffen nicht nur den Knochen, sondern den ganzen geschädigten Gliedmaßenabschnitt, also Haut- und Unterhautzellgewebe, Muskulatur, Gefäße, Nerven, Bänder, Gelenkkapseln, Periost, Knochen und

Gelenke. Der Grad der dystrophischen Störungen ist allerdings im Einzelfalle für die verschiedenen Gewebe durchaus nicht einheitlich; so können schwere Veränderungen an den Weichteilen bestehen, während das Röntgenbild am Knochen kaum angedeutete Osteoporose zeigt. Andererseits besteht nicht selten schwerste fleckige Knochenatrophie, ohne daß dabei trophische Hautschäden nachweisbar sind.

Die Besprechung der praktischen Bedeutung der Gliedmaßendystrophie für die Unfallchirurgie muß sich daher auf alle beteiligten Gewebe erstrecken. Dabei ist jedoch zu berücksichtigen, daß die Extremität eine funktionelle Einheit darstellt, Verletzung und Funktionsstörung eines ihrer Teile auch die Funktion der anderen Gewebsteile beeinträchtigt und schädigt.

Ich bringe für jede einzelne Gewebsart die praktischen Maßnahmen und Richtlinien, welche geeignet sind, das Auftreten der Gliedmaßendystrophie zu verhindern oder sie auf das unvermeidbare Mindestmaß zu beschränken. Danach die Grundsätze für das chirurgische Vorgehen bei bereits ausgebildeter Dystrophie.

I. Haut und Unterhautzellgewebe.

Der Haut und dem Unterhautfettgewebe kommt in diesem Zusammenhang erhebliche Bedeutung zu. Wer die Entstehung der traumatischen Dystrophie verhindern will, muß vor allem die Hautwunden richtig behandeln und beachten, daß einer der wichtigsten, örtliche Kreislaufstörung erzeugenden Reize die Entzündung ist. Bei sekundärer Wundheilung ist die Gefahr der entzündlichen Reaktion größer als bei der primären. Bei allen größeren Hautwunden muß daher die primäre Wundnaht angestrebt werden. In der Friedenschirurgie läßt sich dies mit der *Friedrich*schen Wundausschneidung fast immer erreichen. Schädlich ist Tamponade und Drainage solcher weitgehend keimfrei gemachten Hautwunden, denn der Fremdkörperreiz macht reaktive Entzündung. Wo primäre Hautnaht nicht möglich ist, weil ein größerer Hautdefekt oder bereits Infektion besteht, muß frühzeitiger Verschluß der granulierenden Wunde durch sekundäre Naht, gestielte Lappenplastik oder Epithelüberpflanzung, versucht werden.

Der von granulierenden Wundflächen ausgehende entzündliche Reiz macht sehr bald, auch ohne traumatische Schädigung anderer Gewebsschichten, schwere dystrophische Störungen. Diese verschlechtern die Aussichten für rasche Wundheilung. Denn die Wundheilung ist bei jeder Schädigung der Blutversorgung gestört und verzögert. Besonders bei konstitutioneller Minderwertigkeit des verletzten Gewebes durch Krampfadern, früher durchgemachte Thrombosen u. a., kommt es in solchen Fällen leicht zum Circulus vitiosus zwischen entzündlicher Wundreaktion und dystrophischer Gewebsschädigung. Die Hautwunde wird dann zum chronischen Geschwür.

Ist örtliche Kreislauf- und Stoffwechselstörung manifest geworden, so hängt der Erfolg aller im geschädigten Gebiet notwendigen Eingriffe von der Behandlung der Haut ab. Dies muß besonders betont werden, weil sehr viele Versager und Mißerfolge in der Wiederherstellungschirurgie auf Nichtbeachtung dieser Tatsache zurückzuführen sind.

Im Zustande der Dystrophie verliert die Haut sehr rasch ihre beiden wichtigsten Eigenschaften, Elastizität und Reaktionsfähigkeit gegen Schädigungen aller Art. Der krankhafte Hyperämiezustand und die damit verbundene Acidose des Gewebes erzeugen ödematöse Quellung, Auflockerung und Überdehnung der elastischen Hautbestandteile. Die dystrophische Haut ist weich, unelastisch und verträgt keine Spannung. Wird sie unter Spannung genäht, so schneiden die Nahtfäden leicht durch, die Naht platzt auf, und bei weit durchgreifenden Nähten kommt es zu schweren Rißwunden.

Das Aufplatzen oder Durchschneiden der Hautnähte ist besonders gefährlich, weil die hiernach im geschädigten Gebiet verzögerte Wundheilung neben der Entstehung des chronischen traumatischen Geschwürs die Gefahr der Infektion in sich birgt. Die Infektionsgefahr ist infolge der herabgesetzten Reaktionsfähigkeit des Gewebes besonders verhängnisvoll. Zwar fördert die örtliche Acidose die Schweißabsonderung auf der dystrophischen Haut, bewirkt damit ständige Erneuerung des physiologischen Säuremantels auf der Hautoberfläche, welcher das Wachstum aller pathogenen Keime hemmt und so den natürlichen Schutz der Haut gegen Infektionen bildet. Doch genügen auch diese infolge der Säureeinwirkung wenig virulenten Hautkeime, um die geringen Abwehrkräfte des dystrophischen Haut- und Unterhautzellgewebes zu durchbrechen. Diese Infektionen verlaufen allerdings infolge der herabgesetzten Virulenz der Erreger meistens auffallend gutartig. Gefährlich wird die herabgesetzte Reaktionsfähigkeit des Gewebes, wenn auf dem Blutwege oder durch unsachgemäße Wundbehandlung hochvirulente Keime in das dystrophische Gebiet gelangen.

Beispiel: 35jähr. Mann; 30. IX. 1937 Motorradunfall und Überfahrung durch Lastauto; komplizierte Unterschenkelfraktur mit ausgedehnten Platzwunden zwischen Knie- und Fußgelenk, vollständige Ablederung der Haut zwischen den Wunden, Zerreißung der Sehnen des Tibialis anterior und Extensor hallucis longus, teilweise Zerreißung der Wadenmuskulatur. Die abgerissenen Muskelbäuche sind durch Hautwunden herausgepreßt; Operation: Ausschneidung der Wunden, Spülung mit H_2O_2, Jodtinktur und *Pregel*scher Lösung. Einstellung der Tibiafraktur und Befestigung der Fragmente mit doppelter Drahtumschlingung. Naht der zerrissenen Sehnen nach Rückverlagerung der luxierten Muskelbäuche. Lockere Naht der Hautwunden. Gipsverband. Hautwunden sind 7 Wochen nach der Verletzung bei Abnahme des Gipsverbandes größtenteils strichförmig vernarbt, kleine Wundreste von frischen Granulationen bedeckt. Sehnennähte intakt, Draht wird entfernt. Röntgenkontrolle ergibt geringe Osteoporose der unterhalb der Frakturstelle liegenden Knochen. 22. XII. 1937 sind alle Wunden verheilt, Dystrophie an Knochen und Weichteilen unverändert gering, Fraktur im Gehgipsverband belastungsfähig. 14. I. Grippe mit eitriger Angina, Bronchitis und hohem Fieber. 3 Tage danach entzündliche Schwellung der Leistendrüsen am kranken Bein, schwere ödematöse Schwellung des Unterschenkels unterhalb der Bruchstelle. 2 Tage später ausgedehnte Eiterblasen am Fußrücken, schwere Phlegmone am ganzen distalen Ende des Unterschenkels. Nach multiplen Incisionen und ruhigstellenden Borsalbe-Alkoholverbänden treten 14 Tage nach der Grippe Zeichen einer umschriebenen Osteomyelitis des Metatarsale I auf. Diese wird in üblicher Weise behandelt. Danach störungsloser Verlauf.

Zusätzliche Schädigung der dystrophischen Haut wird durch folgende Maßnahmen vermieden oder auf das unvermeidbare Maß beschränkt:

1. Gründliche Vorbereitung der Hautoberfläche vor jeder Operation.

Der Kranke bekommt an 3 der Operation vorausgehenden Tagen je ein Vollbad, dabei wird die Haut im vorher sauber rasierten Operationsgebiet mit Seife und Bürste gründlich gereinigt. Nach jedem Vollbad wird das Operationsgebiet durch Alkohol- oder 3proz. Formalin-Alkoholverbände gegen neue Verunreinigung geschützt. Der Alkoholverband fördert zugleich die Regeneration des Schweißsäuremantels der Haut. Kann die Bäderbehandlung aus zwingenden Gründen, bei nicht genügend verheilten Frakturen, nicht durchgeführt werden, so wird wenigstens die auf Schiene gelagerte verletzte Extremität gewaschen, gebürstet und mit Schutzverbänden vorbereitet. Unmittelbar vor der Operation wird das nähere und weitere Operationsgebiet, bei freien Transplantationen auch die Entnahmestelle, nach der *Fürbringer*schen Methode mit Wasser, Seife und Alkohol gereinigt. Die früher übliche Vorbereitung der Haut mit Jodtinktur und Alkohol oder Ersatzstoffen ist ungenügend. Das Jod geht mit dem aus der Wunde abfließenden Bluteiweiß wasserlösliche Verbindungen ein, wird fortgeschwemmt, so daß der Jodschutz alsbald versagt.

2. Schonende Behandlung der Haut während der Operation.

Komplizierte Schnittführung und Bildung von Hautlappen ist schlecht und zu vermeiden. Der ausreichend lange, gerade und rasch geführte Schnitt mit scharfem Messer ist der beste. Er schädigt die Ernährung der Haut am wenigsten, Unterbindungen sind kaum notwendig, weil die Intima rasch durchtrennter Gefäße sich einrollt und Blutung verhindert. Alle scharfen und quetschenden Instrumente sind schädlich. Sie machen Gewebsnekrosen, schädigen Haut und Subcutis und schaffen damit guten Nährboden für Eitererreger. Wo es überhaupt notwendig ist, werden die Hautränder mit stumpfen Haken auseinandergehalten. Auch beim Abhebeln der Muskulatur und anderer Weichteile muß die Haut sorgfältig beachtet und geschont werden. Denn bei starker Druck- und Hebelwirkung reißt das unelastische brüchige Hautgewebe quer ein.

Die Hautnaht ist so auszuführen, daß die Wundränder ohne jede Spannung aneinander liegen. Das ist besonders bei Plastiken manchmal schwierig, wenn der Hautmantel durch Einpflanzung eines raumbeschränkenden Transplantates zu eng wird. Das Schicksal der Plastik hängt aber von der störungslosen Heilung der Hautwunde ab. Wenn Schwierigkeiten bei der Hautnaht entstehen, kann man sich durch flache Unterscheidung und Mobilisierung der Hautränder helfen. Hierbei ist, wie überhaupt beim Operieren im dystrophischen Gewebe, für sorgfältigste Blutstillung zu sorgen. Denn auch der Druck eines Blutergusses kann die Hautnaht von innen heraus sprengen. Wir bedecken alle derartigen Wunden mit Silberfolie, die leicht antiseptisch wirkt.

3. Richtige Nachbehandlung der Operationswunde.

Der beste Verband nach jeder Operation an dystrophischen Extremitäten ist der geschlossene Gipsverband. Wenn grobe Fehler in der Asepsis vermieden werden, können bei der Operation nur die wenig virulenten Hautkeime in die Wunde gelangen. Trotz der erhöhten Infektionsbereitschaft des geschädigten Gewebes werden schwere Wundeiterungen selten beobachtet, wenn die Wunde in Ruhe gelassen und der natürliche Heilungsablauf nicht gestört wird. Dazu gehört vollkommene Ruhigstellung der operierten Extremität und Schutz der langsamer heilenden Wunde vor der feindlichen Außenwelt, zu der auch der Arzt rechnet. Die Erfahrung lehrt, daß der Anreiz zum ersten Verbandwechsel um so geringer zu sein pflegt, je härter und widerstandsfähiger das Verbandmaterial ist. Wir bedienen uns deshalb in jedem Falle des geschlossenen Gipsverbandes. Der erste Verband bleibt solange unberührt, wie der Zweck der Operation es verlangt. Auf die Hautnaht wird dabei keine besondere Rücksicht genommen. Die Nahtfäden — wir benutzen bei Extremitätenoperationen mit Vorliebe die fortlaufende Hautnaht — bleiben also bis zur Abnahme des Gipsverbandes unberührt. Bei der Entfernung des ersten Gipsverbandes nach Wochen oder Monaten liegen die Nahtfäden oft auf der fest verheilten Operationsnarbe lose im Verband. Die Art der Narbenbildung läßt dann erkennen, daß die Hautwunde im Gipsverband aufgeplatzt und sekundär verheilt war. Dies beweist, daß bei unserem Vorgehen die Mehrzahl der aufgeplatzten Hautnähte ohne jede Behandlung und ohne Infektion glatt verheilt. Die Gefahr liegt in der Polypragmasie, vorzeitiger Störung der natürlichen Heilungsvorgänge, Einschleppung von virulenten Erregern in die Hautwunde und Superinfektion des Operationsgebietes durch vorzeitigen Verbandwechsel und andere unnötige Behandlungsmaßnahmen.

Eines der wichtigsten Geheimnisse der erfolgreichen Wiederherstellungschirurgie nach Verletzungen besteht bei Dystrophie darin, an den Hautwunden nach der Operation möglichst spät etwas und dann möglichst wenig zu unternehmen. Wenn im Verlaufe der Wochen und Monate bei Zersetzung des im Verband angesammelten Wundsekretes unangenehmer, den Kranken störender Geruch auftritt, behelfen wir uns im Sommer mit Freiluftbehandlung, im Winter mit großen Puderverbänden, die den ganzen Gipsverband von der

Außenwelt abschließen und den lästigen Geruch beseitigen. Richtige Nachbehandlung der Hautwunde besteht also in äußerster Enthaltsamkeit von ärztlichen Maßnahmen, geschickter Auswahl behelfsmäßiger Maßnahmen bei subjektiven Beschwerden und selbstverständlich sorgfältiger Überwachung des Allgemeinzustandes, der Temperatur und der Durchblutung in der operierten Extremität. Voraussetzung für dieses streng konservative Verhalten ist ein gewisser klinischer Blick für etwa auftretende gefährlichere Wundinfektionen und vollkommen beschwerdefreier Sitz des Gipsverbandes.

Der ungepolsterte Gipsverband ist an unserer Klinik verboten. Wir bekommen fast täglich die schädlichen Folgen dieser Gipsverbandtechnik bei Kranken zu sehen, die hiermit von anderer Seite behandelt worden sind. Wir geben zu, daß bei manchen dieser Kranken die von *Böhler* und seiner Schule aufgestellten Vorschriften für die Technik des ungepolsterten Gipsverbandes nicht beachtet worden sind; aber allein die Tatsache, daß solche technischen Fehler in der Allgemeinpraxis überhaupt vorkommen können, und zwar sehr oft gemacht werden, ist ein grundsätzlicher Nachteil dieser Methode, der uns veranlaßt, immer wieder vor dem ungepolsterten Gipsverband dringend zu warnen.

In der operativen Extremitätenchirurgie darf nur der gut gepolsterte Gipsverband angewandt werden. Die Polsterung des ganzen Verbandes muß so ausgiebig sein, daß die Notwendigkeit, den Gipsverband wegen Druckbeschwerden vorzeitig aufzuschneiden oder gar zu wechseln, von vornherein ausgeschlossen ist. Ganz besonders ist dies für die Nachbehandlung bei vasomotorischen und trophischen Störungen zu fordern. Es schadet nichts, wenn der Gipsverband durch Zusammensinken der Polsterung im Laufe der Zeit etwas zu weit wird. Denn die bei Extremitätendystrophie vorkommenden Operationen werden durchweg so ausgeführt, daß der Gipsverband weniger die Aufgabe eines Redressions- oder Kontentivverbandes als die Funktion eines absolut zuverlässigen Schutzverbandes zu erfüllen hat.

Für die Behandlung des chronischen traumatischen Hautgeschwürs bei Dystrophie ist zu beachten, daß Ursache der verzögerten Wundheilung die krankhafte Störung des örtlichen Kreislaufes ist. Neben den allgemeinen Grundsätzen der üblichen Wundbehandlung kommen hierbei daher alle Maßnahmen zur Anwendung, welche den örtlichen Blutkreislauf und Stoffwechsel verbessern können, also Hochlagerung der Extremität zur Verbesserung des Abtransportes venösen Blutes, Massage, Unterwassermassage, Wärmebehandlung und funktionelle Übungsbehandlung. Hautwunden an dystrophischen Gliedmaßen sind der sicherste Prüfstein für die Wirksamkeit einer Behandlungsmethode und für das Können in der Wundbehandlung.

II. Muskeln, Sehnen, Bänder.

Alle vorbeugenden Maßnahmen gegen die Entstehung der traumatischen Gliedmaßendystrophie haben letzten Endes den Zweck, die Funktion der verletzten Extremität zu erhalten und wiederherzustellen. Funktion heißt hier aktives Bewegungsvermögen.

Die Durchblutung der Extremität ist weitgehend abhängig von der Funktionstüchtigkeit der Muskulatur, denn aktive Muskelarbeit fördert den Abtransport venösen Blutes und damit die arterielle Durchblutung. Muskelatrophie verschlechtert die Blutversorgung, sie ist Ursache der meisten dystrophischen Folgezustände von Verletzungen. Erhaltung und rasche Wiederherstellung der Muskelfunktion ist daher oberstes Ziel aller vorbeugenden Maßnahmen.

Muskeln, Sehnen und Bänder bilden als Arretierungsorgan der Gelenke eine funktionelle Einheit. Aus der plastischen Wiederherstellungschirurgie ist bekannt, daß Standfestigkeit des Gelenkes und der Extremität allein durch Anspannung genügend kräftiger Muskulatur bewirkt wird. Muskelfunktion kann also die Arretierungsfunktion der Bänder mit übernehmen und ersetzen.

Muskelschwund ist die häufigste Erscheinung nach Verletzungen. Die Atrophie kann entstehen durch Verletzung trophischer Nerven, langdauernde Ruhigstellung, traumatische Zirkulationsstörungen, direkte Verletzungen der Muskeln und Sehnen und entzündlich toxische Schäden. Lassen wir Nerven- und Gefäßverletzungen hier zunächst außer Betracht, so bleiben die traumatischen Verletzungen der Muskeln, Sehnen und Bänder zu erörtern.

Aus der allgemeinen Muskelphysiologie wissen wir, daß Änderungen in der Nullänge des Muskels, Verkürzung oder Verlängerung der normalen, für optimale Kraftentfaltung günstigsten Entfernung zwischen Ursprung und Ansatz des Muskels zu Atrophie führen. Wichtigstes Ziel aller Maßnahmen bei der primären Versorgung solcher Verletzungen und Voraussetzung für die Verhütung schwerster dystrophischer Folgezustände ist Wiederherstellung der normalen Nullänge, also der für normale Funktion des Arretierungs- und Bewegungsapparates notwendigen anatomischen Vorbedingungen, ferner Beseitigung aller funktionell sonst störenden Reize und möglichst frühzeitige hyperämisierende und funktionelle Behandlung.

Die Bedeutung der Muskel- und Bänderschäden für die Betrachtung des dystrophischen Zustandsbildes ergibt sich allein daraus, daß die meisten und am längsten anhaltenden Folgen nach Verletzungen der unteren Gliedmaßen, Senkfuß- und Plattfußbeschwerden, auf Insuffizienz des Fußgewölbes durch Schwächung der die Mittelfußgelenke arretierenden Muskeln und Bänder beruhen. Diese können noch lange Zeit bestehen, wenn die primäre Unfallverletzung längst abgeheilt ist.

Die Grenzen der Prophylaxe gegen Dystrophie sind durch die während der Heildauer notwendige Ruhigstellung sowie durch die Vielgestaltigkeit der Nebenverletzungen gesetzt. Es ist aber notwendig, sich überhaupt einmal darüber klarzuwerden, aus welchen Gründen bei Muskel-, Sehnen- und Bandverletzungen die Extremitätendystrophie entstehen kann und welche Behandlungsmaßnahmen geeignet sind, die vasomotorischen und trophischen Störungen zu beseitigen. Nur so ist es möglich, für die Behandlung dieser Verletzungen sinngemäße Richtlinien zu gewinnen. Viele Einzelfragen sind hier noch zu klären. Vorläufig sind die Behandlungsergebnisse bei Verletzungen des Arretierungsapparates vielfach unvollkommen und recht unbefriedigend.

1. Subcutane Muskel-, Sehnen- und Bänderrisse.

Vollständige Durchtrennung einzelner Muskeln und Sehnen bei unverletzter Haut haben für die Entstehung der echten Gliedmaßendystrophie weniger praktische Bedeutung, es sei denn, daß es sich um besonders große Muskelteile handelt. Die Erkennung solcher kompletten Zerreißungen macht wegen der Funktionsausfälle keine Schwierigkeiten, die Behandlung ist schon wegen des Funktionsausfalles wohl stets operativ und besteht in frühzeitiger Naht der Rißstelle.

Weit größere Beachtung verdienen hier die geschlossenen Muskelansatz- und Bänderverletzungen an Gelenken. Wir glauben Grund zu der Annahme zu haben, daß ein erheblicher Teil der ätiologisch ungeklärten Fälle von echter Gliedmaßendystrophie auf klinisch nicht erkannte und daher unbehandelte Verletzungen des Arretierungsapparates zurückzuführen ist.

Dystrophie ist ein Symptom für krankhaften Reizzustand. Der pathologische Reiz kann auch in statischen Störungen, Schmerzen bei Verlagerung von Weichteilen zwischen Gelenkflächen u. a. bestehen. Solange die Verletzungen der Gelenkbänder und der Muskelansätze vorwiegend oder ausschließlich nach dem meist geringfügigem Röntgenbefund beurteilt werden, soll man bei Auftreten der sonst nicht erklärbaren traumatischen Dystrophie immer daran denken, daß klinisch und röntgenologisch nicht erkannte oder erkennbare Muskelansatz- und Bandverletzungen Ursache der trophischen Störungen sind, bevor konstitutionelle Minderwertigkeit, isolierte Erkrankung des Vasomotorensystems und andere Möglichkeiten in Erwägung gezogen werden. Hierfür einige praktische Beispiele:

1. 25 jähr. Mann; 16. XI. 1937 Motorradunfall, knickte beim Sturz mit dem linken Fuß nach innen um, ging nach dem Unfall zu Fuß nach Hause. Aufnahmebefund: Zerreißung des Lig. talofibulare und calcaneofibulare mit kaum sichtbarer Knochenaussprengung aus dem Talus. Der Fuß, der nicht luxiert ist, kann bei entspannter Muskulatur in Narkose um die Breite der Talusgelenkfläche nach innen verschoben und um 90° supiniert werden. Bei Reposition klemmen sich mehrmals die abgerissenen Bänderreste fühlbar im oberen Sprunggelenk ein. 4 Wochen Gipsverband, weitere 3 Wochen Heftpflaster-Stärkeverband, 3 Wochen Bandage mit elastischer Binde, Massage und funktionelle Nachbehandlung. Arbeitsfähig seit 10. I. 1938 ohne jede Beschwerden.

2. 31 jähr. Mann. 1. XI. 1937 im Rausch Sturz von einer Treppe. Das rechte Knie kann in Lumbalanästhesie um 35° nach außen abgewinkelt werden. Kein Gelenkerguß. Geringes Hämatom an der Innenseite des Kniegelenkes. Röntgenbild o. B. Operation: Nach Freilegung der Innenseite des Kniegelenkes findet sich schwere Zerreißung des medialen Reservestreckapparates, des Vastus medialis, Sartorius, Cracilis, Semitendinosus und Semimembranosus in Höhe des Gelenkspaltes, ferner Abriß des inneren Längsbandes an der Tibia, breite Eröffnung der Gelenkkapsel. Die zerrissenen Weichteile werden mit Ausnahme des stark aufgesplitterten Innenbandes schichtweise genäht. Schienenverband für 3 Wochen. Nachbehandlung mit Massage und aktiven Übungen. 27. I. 1938: Keine Muskelatrophie, keine vasomotorischen und trophischen Störungen. Kniegelenk frei beweglich, bei entspannter Oberschenkelmuskulatur geringe seitliche Wackelbewegung nach außen und angedeutetes Schubladenphänomen auslösbar. Bei angespannter Muskulatur vollkommene Standfestigkeit des Kniegelenkes in Beugungs- und Streckstellung.

3. 24 jähr. Mann; 12. VIII. 1937 bei Bauarbeit gestürzt. Medialer Bandriß am Kniegelenk, das Bein kann aktiv gebeugt und gestreckt werden. Bei angespannter Oberschenkelmuskulatur läßt sich das Kniegelenk um 20° nach außen abwinkeln. Kein Gelenkerguß, geringes Hämatom an der Innenseite des Kniegelenkes. Röntgenbefund negativ. Zunächst konservative Behandlung, 3 Wochen Gipsverband, dann Massage und aktive Übungen. — 9. XI. schwere Muskelatrophie am Oberschenkel, vasomotorische und trophische Störungen am ganzen Unterschenkel, hochgradiges Wackelknie; bei Abwinklung des Unterschenkels im Kniegelenk besteht 2 Querfinger breite Muskellücke am inneren Kniegelenksspalt. Starke Schmerzen im Kniegelenk und im Mittelfuß. Röntgenuntersuchung: Schwere fleckige Atrophie des Tibiakopfes und der Mittelfuß- und Fußwurzelknochen. — Operation: Unterminierung der Haut an der Innenseite des Kniegelenkes von 2 oberhalb und unterhalb des Gelenkes ausgeführten Schrägschnitten. Es bestehen die gleichen Muskelansatz- und Bandzerreißungen wie bei dem vorher beschriebenen Kranken. Naht der Weichteile und des Innenbandes ist wegen starker Brüchigkeit der Gewebe nicht möglich. Deshalb wird die Lücke im medialen Teil des Reservestreckapparates und im Pes anserinus durch einen 20 : 6 cm großen Cutislappen überbrückt, der an der Oberschenkelfascie, Kniescheibe und Tuberositas tibiae unter maximaler Spannung eingenäht wird. — 25. I.: Kniegelenk standfest, bei entspannter Oberschenkel-

muskulatur Schubladenphänomen und Abwinklung nach außen um 3—4° möglich. Dystrophische Störungen klinisch und röntgenologisch gebessert.

Dies sind nur einige typische Beispiele aus der letzten Zeit. Sie sollen zeigen, daß bei Verletzung des Arretierungsapparates schwerste vasomotorische und trophische Störungen in den abhängigen Gliedabschnitten entstehen und durch sachgemäße Behandlung vermieden werden können. Die Erkennung solcher Verletzungen ist dadurch erschwert, daß erhaltene Muskelpartien durch krampfhafte Anspannung die Arretierungsfunktion der verletzten Muskeln und Bänder mit übernehmen und dann geringfügige Schädigungen vortäuschen können. Selbst bei so schweren Muskelansatz- und Bänderrissen kann klinisch verhältnismäßig geringer Funktionsausfall bestehen, die Röntgenuntersuchung versagt überhaupt. In zweifelhaften Fällen ist es besser, die klinische Untersuchung bei vollkommen entspannter Muskulatur vorzunehmen, also in Narkose oder entsprechender Anästhesie. Nur ganz frühzeitige Erkennung der schweren Verletzung gibt die Möglichkeit, normale anatomische und funktionelle Verhältnisse herzustellen und damit die Entstehung des dystrophischen Symptomenkomplexes zu verhindern. Wir werden uns in Zukunft näher mit der Frage beschäftigen, ob die bisher bevorzugte konservative Behandlung der Muskelansatz- und Bandverletzungen zu Ergebnissen führt, die den Ansprüchen des modernen Unfallchirurgen genügen.

Wenn konservativ behandelt wird, muß so lange ruhiggestellt werden, bis die Narbenbildung an der Rißstelle absolut fest ist. Ergibt die klinische Untersuchung bei entspannter Muskulatur Anzeichen für stärkere Muskel- und Bänderrisse, so ist vollkommene Wiederherstellung der funktionellen Gebrauchsfähigkeit der Extremität nur durch operative Freilegung und Naht der zerrissenen Gewebsschichten zu erzielen. Konservative Behandlung führt im günstigsten Falle zur Ausfüllung des Defektes durch ausgedehnte Narbenbildung, die funktionell minderwertig ist. Die Gewebslücke wird narbig überbrückt, bleibt aber tatsächlich bestehen. Die Nullänge der abgerissenen Muskeln wird durch konservative Behandlung nicht wieder hergestellt. Folge der Muskelverkürzung und des Funktionsausfalles ist Muskelatrophie und Störung der Gelenkfestigkeit. Diese Schäden beeinträchtigen die Durchblutung der Extremität und führen notwendig zur Dystrophie.

Primäre operative Versorgung der Muskel- und Bänderrisse durch Naht der Muskelverletzungen gibt dagegen die Möglichkeit, nach Wiederherstellung normaler anatomischer Verhältnisse schon funktionell zu behandeln, wenn die sekundären Kreislauf- und Stoffwechselstörungen sich noch im Anfangsstadium befinden und rückbildungsfähig sind. Im allgemeinen kommt es bei primärer Versorgung des Muskelrisses gar nicht erst zu diesen Störungen. Bei jeder schwereren subcutanen Muskel- und Bandzerreißung ist daher die operative Behandlung gerade im Hinblick auf die sonst zu erwartenden Zirkulationsstörungen den konservativen Behandlungsmethoden vorzuziehen. An den unteren Gliedmaßen hängt, wie gezeigt wurde, die Standfestigkeit und Gebrauchsfähigkeit nach solchen schweren Zerreißungen ausschließlich von der ersten Versorgung der Verletzung ab. Kann die primäre Naht der subcutanen Zerreißung aus irgendwelchen Gründen nicht ausgeführt werden, so sollte die notwendige Verbindung zwischen Muskelstumpf und Ansatzstelle doch sobald wie möglich hergestellt werden. Später gelingt dies wegen der Schrumpfung des abgerissenen Muskels nur durch plastische Deckung der Muskellücke, zu der wir nach *Rehn* bei Kniebandverletzungen den frei transplantierten Cutislappen in der beschriebenen Weise verwenden. Auf Naht und Ersatz des zerrissenen Gelenkbandes wird grundsätzlich verzichtet. Wiederherstellung und geregelte Funktion des über das Gelenk hinwegziehenden Muskelschlauches macht die eingreifende und im Enderfolg oft unsichere Bändernaht und Plastik unnötig, weil die Standfestigkeit auch bei Defekt der Bänder erhalten bleibt.

2. Offene Muskel- und Bandzerreißungen.

Offene Zerreißungen von Muskeln und Bändern werden zunächst nach den allgemeinen Regeln der Wundbehandlung versorgt. Wenn die Wundverhältnisse es erlauben, ist primäre Naht des Muskelschlauches anzustreben, um so mehr, als es sich dabei stets um schwere offene Gelenkverletzungen handelt. Wir haben bei diesen Verletzungen allerdings mit der primären Muskel- und Bändernaht keine besonders guten Erfahrungen gemacht, selbst wenn die Voraussetzungen für primäre Heilung der Muskelnaht gegeben zu sein schienen.

Anzustreben ist aber in jedem Falle die Schaffung einer für spätere Plastik möglichst günstigen Hautnarbe. Die hierfür in Betracht kommenden Maßnahmen (Wundausschneidung, lockere Naht ohne Tamponade, Defektdeckung durch gestielten Hautlappen, sekundäre Hautnaht usw.) sind bereits erwähnt. Ist die Hautwunde ohne Wundeiterung mit günstiger Narbenbildung geheilt, so werden die jetzt in eine geschlossene Verletzung umgewandelten Muskelansatz- und Bandrisse sekundär versorgt, wie die von Anfang an geschlossenen Verletzungen. Die plastische Deckung des Defektes zwischen Muskelbauch und Ansatzstelle soll möglichst bald vorgenommen werden. Denn die Heilungsaussichten sind geringer, wenn die Verletzung zu schweren trophischen Zirkulationsstörungen geführt hat und dann in dem geschädigten, wenig widerstandsfähigen und infektionsgefährdeten Gebiet operiert werden muß.

3. Muskel-, Bänder- und Sehnenverletzung bei Knochenbrüchen.

Sieht man von den Bandverletzungen ab, bei denen die Fraktur in Form einer kleinen Knochenaussprengung lediglich das Symptom des Bandabrisses darstellt, so sind die Verletzungen des Arretierungsapparates bei Knochenbrüchen einstweilen sehr vernachlässigt worden. Die Behandlung dieser kombinierten Verletzungen ist bis jetzt nach dem Grundsatze erfolgt, vor allem anderen den Knochenbruch zur Heilung zu bringen, und hat sich deshalb fast ausschließlich nach dem Röntgenbefund gerichtet.

Muskelverletzungen sind bei jeder schwereren Fraktur vorhanden. Dies haben zahlreiche Beobachtungen an operativ behandelten Knochenbrüchen zur Genüge bewiesen. Der physiologische Muskeltonus bildet nach *E. Rehn* den wichtigsten Anreiz zur Callusbildung. Er fehlt oder ist weniger wirksam, wenn die Kontinuität der Muskulatur unterbrochen ist. Zerreißung und damit Funktionsausfall der Muskulatur ist daher eine der vielen Ursachen für verzögerte Bruchheilung. Neben der Störung der Bruchheilung durch Ausfall der physiologischen Muskelkontraktionen wirken sich die Muskel- und Bandzerreißungen natürlich auch ungünstig auf den Blutkreislauf in der verletzten Extremität aus. Infolgedessen führen die kombinierten Knochen- und Muskelverletzungen besonders häufig und frühzeitig zu dystrophischen Störungen. Die Zirkulationsstörungen bleiben auch dann bestehen, wenn der Knochenbruch in günstiger Stellung zur Heilung gebracht wird, weil eben die nichtbehandelte Muskelverletzung funktionell ungünstig ausheilt. Die Mehrzahl der nach Frakturen über lange Zeit oder dauernd bestehenden Funktionsstörungen sind auf Nichtbeachtung oder Nichtbehandlung der als nebensächlich betrachteten Verletzungen des Arretierungsapparates zurückzuführen. Es ist notwendig, diese Zusammenhänge zunächst einmal klar herauszustellen. Die Zukunft wird zeigen, ob es möglich ist, die Entstehung der Extremitätendystrophie durch aktiveres Vorgehen bei diesen kombinierten Verletzungen zu verhindern oder wenigstens die schädlichen Folgen einzuschränken. Daß die primäre Versorgung von Fraktur- und Muskelverletzung auch bei zunächst ungünstig erscheinenden Fällen zu sehr befriedigenden Ergebnissen führen kann, zeigt folgendes Beispiel:

54jähr. Mann, 26. VI. 1937 Motorradunfall. Komplizierte Unterschenkelfraktur mit handtellergroßer Hautverletzung und offener Durchtrennung der Sehnen

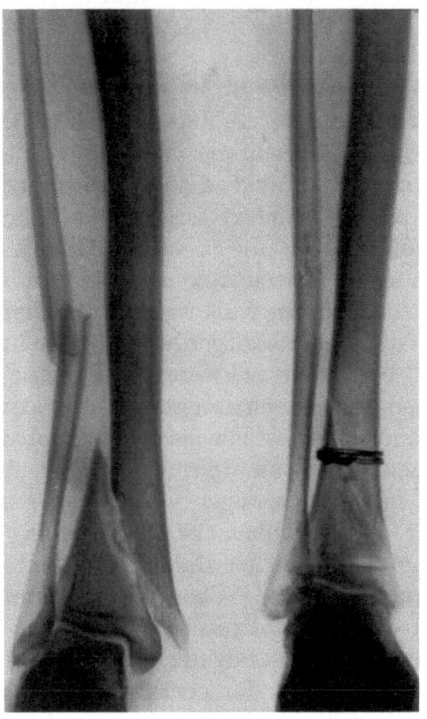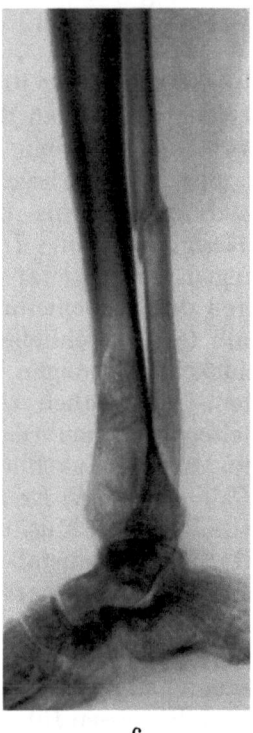

a b c

Abb. 1 a—c. Komplizierter Unterschenkelbruch mit Sehnenzerreißung (a), nach 6 Wochen (b) geringe Dystrophie, und nach Drahtentfernung (c).

des Tibialis anterior und der Strecksehnen der ersten und fünften Zehe. Operation 4 Stunden nach der Verletzung: Sorgfältigste Wundausschneidung, Spülung mit H_2O_2, Jodtinktur und *Chlumsky*scher Lösung. Einrichtung der Tibiafraktur, Befestigung der Bruchstücke durch eine doppelte Drahtumschlingung. Naht der zerrissenen Sehnen. Hautnaht. Primäre Wundheilung. — 9. VIII.: Abnahme des Gipsverbandes. Fraktur klinisch und röntgenologisch fest verheilt. Sehnennähte intakt. Entfernung des Drahtes. Nach 6 Wochen arbeitsfähig. Fußgelenk gut beweglich, leichtes Ödem des Fußrückens (Abb. 1).

Auch bei schweren, komplizierten Frakturen mit ausgedehnten Haut-, Muskel- und Sehnenverletzungen kann durch rechtzeitige

Ausführung der primären Wundversorgung vollkommen reaktionslose Wundheilung und Schaffung günstigster anatomischer und funktioneller Verhältnisse erreicht und die Entstehung sekundärer, vasomotorischer und trophischer Störungen mit ihren schweren, schädlichen Folgen vermieden werden. Wir glauben daher, auf einem richtigen Weg zu sein. Denn was bei komplizierten Brüchen möglich ist, muß auch bei geschlossenen Knochen- und Muskelverletzungen zu erreichen sein.

4. Behandlung des Arretierungsapparates bei manifester Dystrophie.

Kreislaufstörung und Schädigung des örtlichen Stoffwechsels bei Dystrophie schädigt auch Muskulatur und Bandapparat, führt zu Atrophie, narbiger Schrumpfung, Verlust der Elastizität und Herabsetzung der Reaktionsfähigkeit des Gewebes. Die Gefahr zusätzlicher Schädigung ist wegen der an sich schon schlechteren Durchblutung dieser Gewebe besonders groß. Bei konservativer Behandlung liegt die Hauptgefahr in allen gewaltsamen Bewegungsübungen. Bei dem Versuch, versteifte dystrophische Gelenke in Narkose passiv zu mobilisieren, lösen sich nicht die im Gelenk meistens gar nicht vorhandenen Verwachsungen, sondern es zerreißen die unelastischen atrophischen Muskel- und Bändergewebe. Dies führt stets zu irreparablen Störungen. Der Organismus antwortet auf derartige unvernünftige Maßnahmen mit Schaffung stärkerer Widerstände. Es kommt zur sog. Myositis ossificans. Diese ist dann nichts anderes als eine Schutzmaßnahme des Körpers gegen therapeutische Schädlichkeiten. Sehr oft ist das dystrophische Gewebe aber nicht mehr imstande, in dieser Weise vernünftig zu reagieren. Die Folge ist dann Schlottergelenkbildung und weitere Verschlechterung des örtlichen Kreislauf- und Stoffwechselzustandes.

Die Nachbehandlung hat sich daher, neben den allgemeinen kreislauf- und stoffwechselfördernden Maßnahmen, ausschließlich auf aktive Bewegungsübungen zu beschränken.

Bei operativen Eingriffen an dystrophischen Gliedmaßen ist neben der Zerreißlichkeit des Gewebes, die schonende Gewebsbehandlung, Vermeidung von quetschenden, reißenden und anderen gewebsschädigenden Instrumenten erfordert, der erhöhten Infektionsgefährdung besondere Beachtung zu widmen. Die vorbeugenden Maßnahmen gegen Infektion des Wundgebietes sind die gleichen, wie bei der Haut.

Erwähnt sei, daß die herabgesetzte Vitalität aller Gewebe im **dystrophischen Gebiet auch die Sehnen, Fascien und Bänder für plastische Zwecke ungeeignet macht.** Der allgemeine Grundsatz, nur gut ernährte, widerstandsfähige und regenerationskräftige Transplantate zu verwenden, gilt auch für Fascien- und Sehnentransplantation. Die Transplantate dürfen daher nicht im dystrophischen Gebiet, sondern müssen oberhalb von der Stelle des anatomischen und funktionellen Knickes, am besten von nichtverletzten Körperteilen, entnommen werden.

III. Nerven.

Verletzung sensibler und motorischer Nerven macht Muskelatrophie. Der Muskelschwund führt auf dem Umwege über die Zirkulationsstörungen zu echten dystrophischen Veränderungen. Nervenverletzung kann in Zerreißung, Zerrung oder Quetschung bestehen. Schulbeispiel für die neurotische Ursache der Gliedmaßendystrophie ist die Querschnittslähmung bei Wirbelbrüchen. Hierbei kommt es nicht selten durch Schädigung trophischer und vasomotorischer Nervenbahnen frühzeitig zu schweren trophischen und zirkulatorischen Störungen. Die nachfolgende Muskelatrophie verschlimmert diese Folge der Nervenverletzung. Am Beispiel des Wirbelbruches habe ich gezeigt, daß Kreislauf-, Stoffwechsel- und Ernährungsstörungen in den abhängigen Körperteilen nur dadurch verhütet und gebessert werden können, daß die primäre Nervenschädigung, bei der Querschnittslähmung also die Kompression des Rückenmarkes, unverzüglich beseitigt wird. Gelingt dies nicht oder verzichtet man grundsätzlich auf die hierfür allein in Betracht kommende Reposition der Fraktur, so müssen alle sonstigen symptomatischen Maßnahmen an den gelähmten, rasch dystrophierenden Gliedmaßen erfolglos bleiben.

Die gleichen Richtlinien gelten natürlich auch für Verletzungen peripherer Nerven. Wo die Lähmung durch Zerrung oder Kompression zustande gekommen ist, kann die Entstehung der sekundären Kreislauf- und Stoffwechselstörungen und der Muskelatrophie nur durch Beseitigung der Nervenschädigung vermieden werden, bei Frakturen durch exakte Einrichtung der Bruchstücke, bei Druck von Callus auf Nerven durch operative Entfernung des Callus. Steht die Diagnose der Nervenzerreißung fest, so muß wenigstens versucht werden, durch Nervennaht die Dauer der Nervenschädigung abzukürzen. In jedem Falle haben konservative Behandlungsmaßnahmen nur Aussicht auf Erfolg, wenn operative

Freilegung der Nerven, Naht und Umkleidung der Nervennaht mit Fett vorausgegangen ist.

Operationen am verletzten Nerven bei Dystrophie spielen sich im allgemeinen außerhalb der kreislauf- und stoffwechselgestörten Gewebe ab, weil die Dystrophie nur in den vom verletzten Nerv versorgten distalen Körperabschnitten auftritt. Für schonende Behandlung von Nerven bei Operationen an dystrophischen Gliedmaßen gelten natürlich die gleichen Regeln wie für alle übrigen Gewebe.

IV. Blutgefäße.

Gefäßverletzungen spielen als Ursache der traumatischen Dystrophie naturgemäß eine besonders große Rolle. Leidet die Blutversorgung bei Arterienverletzung oder Kompression größerer Gefäße, so ist Muskelatrophie, Stauung, Stoffwechselstörung notwendige Folge. Bei den Verletzungen größerer Gefäßstämme tritt allerdings die Gefahr der Dystrophie und Atrophie gegenüber der akuten Gangrängefahr in den Hintergrund. Praktisch bedeutungsvoll sind im Rahmen dieser Arbeit die unvollständigen Arterienverletzungen, die primär nicht zur Gangrän führen. Hier kommen vor allem in Betracht: Kompression größerer Arterien durch Frakturen, pulsierende Hämatome und das arteriovenöse Gefäßaneurysma.

Beispiele: 1. 37jähr. Mann. Fahrradunfall.

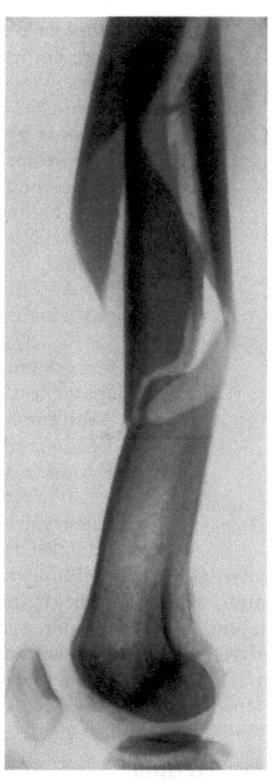 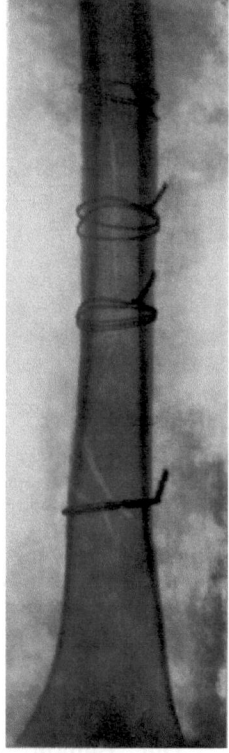

Abb. 2 a u. b. Oberschenkelstückbruch mit Kompression der Schenkelarterie und traumatischer Zirkulationsstörung vor (a) und nach blutiger Einrichtung und Drahtnaht (b).

22 B. Karitzky: Akute Gliedmaßendystrophie in ihrer Bedeutung

Stückbruch des Oberschenkels mit schwersten Zirkulationsstörungen, Blaufärbung und Kälte des ganzen Beines. Bei leichter Extension geringfügige Besserung der Durchblutung. Vollkommene Einrichtung der Fragmente durch Drahtextension am Schienbeinkopf ist wegen Einspießung der Fragmente in Muskulatur und, wie die Operation zeigt, in der Wand der Arteria femoralis nicht möglich. Wegen schwerer Fettembolie und Delirium tremens zunächst konservative Behandlung. Die Zirkulationsstörungen im Bein werden dabei schließlich so stark, daß der Bruch operativ frei gelegt und nach Auslösung der eingespießten Bruchstücke durch Drahtumschlingungen in guter Stellung befestigt werden muß. Die Wand der an der Bruchstelle angerissenen Arteria femoralis wird genäht. Durchblutung nach der Operation in Ordnung (Abb. 2).

2. 16jähr. Junge. Verletzung der Arteria tibialis posterior durch Hufschlag. Ausgedehntes pulsierendes Hämatom an der Wade mit Störungen der Sensibilität, Wachstumsstörungen und ausgedehnten trophischen Geschwüren an der Ferse und am unteren Drittel des Unterschenkels. Wegen zunehmender Zirkulationsstörungen ein Jahr nach dem Unfall Einweisung zur Operation: Ausräumung des Hämatoms, doppelte Unterbindung der zerrissenen Arteria tibialis posterior. Hiernach heilten die trophischen Störungen in kurzer Zeit ab, Sensibilität wurde wieder normal, die Durchblutung des Beines war bei Abschluß der Behandlung genau so gut wie am gesunden Bein.

3. 37jähr. Mann. 1918 Granatsplitterverletzung am Oberschenkel. Ein Jahr später trat chronisches Geschwür über der Achillessehne des verletzten Beines auf. Bei Behandlung eines hiervon ausgehenden Erysipels wurde an der Stelle des Oberschenkelsteckschusses ein arteriovenöses Aneurysma festgestellt und mehrfach erfolglos operiert. Da im Laufe der Jahre

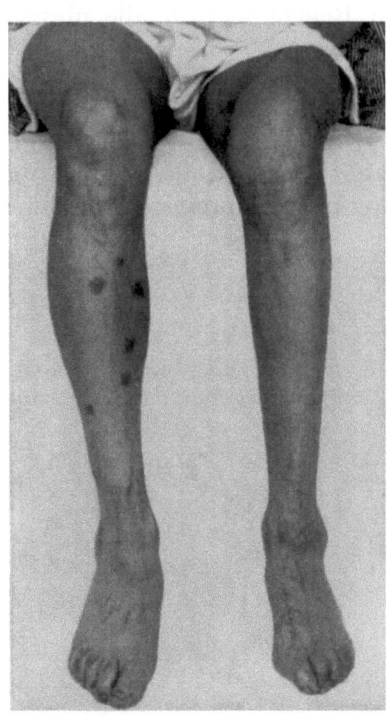

Abb. 3. Schwere Atrophie bei Gefäßaneurysma, beginnende Zehengangrän.

in immer kürzeren Abständen Geschwürsbildungen und schwere vasomotorische Störungen am Bein auftraten, wird das Aneurysma 1935 radikal exstirpiert, die Vene doppelt unterbunden und der Defekt der Arteria femoralis durch ein entsprechend langes, vom anderen Bein frei transplantiertes Stück der Vena saphena magna gedeckt. Vasomotorische und trophische Störungen am operierten Bein sind ein halbes Jahr nach der Operation vollständig abgeheilt, der Kranke im wesentlichen beschwerdefrei und voll arbeitsfähig.

Die Behandlung derartiger Gefäßverletzungen bildet eines der dankbarsten Gebiete der Wiederherstellungschirurgie. Die Beispiele zeigen, daß operative Behandlung und Wiederherstellung geordneter arterieller Durchblutung schlagartig die trophischen

Störungen und die Zirkulationsstörungen beseitigt. Die allgemeinen Grundsätze für die Behandlung dieser Verletzungen habe ich früher beschrieben. Wichtig ist, daß die Operation rechtzeitig vorgenommen wird (Abb. 3). Sonst werden die sekundären Störungen trotz Wiederherstellung der Zirkulation irreparabel.

V. Periost.

Alle prophylaktischen und therapeutischen Maßnahmen, die bei Haut- und Arretierungsapparat gegen Dystrophie in Betracht kommen, gelten auch für die Knochenhaut. Als Ursache der Dystrophie kommen Verletzungen des Periostes nur indirekt in Frage, wenn etwa bei verzögerter Callusbildung und Störung der Bruchheilung ausgedehnte Periostnekrosen mitspielen.

Bei manifester Dystrophie verhält sich das Periost wie alle übrigen Weichteile. Kreislaufstörung und örtliche Stoffwechselschädigung setzen die Widerstandsfähigkeit und die Vitalität der Knochenhaut im dystrophischen Gebiet herab. Dies ist klinisch besonders eindrucksvoll bei Spätoperationen von Knochenbrüchen festzustellen. Während das Periost am proximalen Fragment gut durchblutet, straff, elastisch und zugfest ist, findet man am dystrophischen distalen Bruchende auffallend dünne, mit dem Knochen narbig verbackene und leicht auffasernde Knochenhaut. Am oberen Fragment läßt sich der Periostmuskelschlauch leicht über der Fraktur vernähen, am dystrophischen unteren Bruchstück scheitert jeder Versuch der Periostnaht daran, daß es aufsplittert und die Naht durchschneidet.

Bei Operationen im dystrophischen Gebiet ist besonders darauf zu achten, daß die für Ernährung des Periostes unerläßliche Verbindung mit dem Muskelschlauch nicht zerstört wird.

Von besonderer praktischer Bedeutung ist ferner, daß die knochenbildenden Elemente des Periostes im dystrophischen Gebiet geschädigt sind. **Dystrophisches Periost ist daher für Transplantationen, die zum Zwecke der Callusanregung vorgenommen werden, nicht geignet.** Zugleich ergibt sich daraus die Notwendigkeit, daß als Ersatz für das ortsansässige geschädigte Periost bei der Knochenplastik wegen verzögerter Callusbildung oder Pseudarthrose immer gesundes, lebenskräftiges Periost mittransplantiert werden muß. Der funktionelle Reiz des Knochenspanes allein reicht sonst nicht aus, um die callusbildenden Elemente der dystrophischen Knochenhaut zu wirksamer Tätigkeit anzuregen.

Die für Entnahme des Periosttransplantates zu beachtenden Richtlinien werden bei den Knochenspanverpflanzungen mit erörtert. Denn isolierte Periosttransplantationen kommen praktisch nicht vor.

VI. Knochen.

Knochenbrüche bilden zahlenmäßig unter allen Verletzungen der Extremitäten die häufigste Ursache der akuten Gliedmaßendystrophie. Die Art der Gewalteinwirkung, Grad und Dauer der Funktionsstörung, Schädigung des Arretierungs- und Bewegungsapparates durch Nebenverletzungen und Störung der Kontraktionsfähigkeit nicht verletzter Muskulatur bei Änderung der Nulllänge durch Dislokation der Fragmente, Schädigung der Blutzirkulation durch Verletzung und Kompression kleinerer und größerer Gefäße an der Bruchstelle, Schädigung der Nervenorgane durch Fraktur und Weichteilverletzungen, bilden die Summe von ätiologischen Faktoren und erklären die Häufigkeit des dystrophischen Symptomenkomplexes nach Knochenverletzungen.

Die Kreislauf- und Stoffwechselstörungen nach Frakturen haben besondere praktische Bedeutung. Denn ein großer Teil dieser Unfallfolgen läßt sich durch planmäßige Behandlung des Knochenbruches vermeiden. Wenn *Böhler* behauptet, daß zwei Drittel der nach Unfällen zurückbleibenden Folgen nicht eigentliche Unfallfolgen, sondern vermeidbare Behandlungsfolgen sind, so stehen die Störungen durch posttraumatische Dystrophie hierbei an erster Stelle.

Die Prophylaxe gegen Dystrophie besteht in sorgfältigster Einrichtung des Knochenbruches. Die Reposition muß sobald wie möglich vorgenommen werden. Denn pathologische Hyperämie und Störung des An- und Abbaues am Knochen treten alsbald ein und nehmen sehr rasch zu. Die im Röntgenbild erst 3—4 Wochen nach der Verletzung sichtbare Knochenatrophie stellt bereits einen Folgezustand der Dystrophie dar. Vorbeugende Maßnahmen haben also nur dann Sinn, wenn sie einsetzen, bevor die Zeichen der sekundären Atrophie nachzuweisen sind. Die Fragmente müssen nicht nur in befriedigende Stellung gebracht, sondern so vollkommen reponiert werden, daß die vermeidbaren schädlichen Reize auch wirklich beseitigt werden. Vermeidbare Reize sind Verkürzung, Druck der Bruchstücke auf Muskeln, Nerven und Gefäße durch seitliche Verschiebung, bei den meisten komplizierten Frakturen die Infektion, endlich Bruchschmerz. Diese Bedingungen sind erfüllt, wenn die Fragmente so reponiert werden, daß die anatomisch richtige Lage der einzelnen Bruchflächen zueinander wiederhergestellt ist und wenn die verletzte Extremität nach der Reposition durch einen gut gepolsterten Gipsverband ruhiggestellt wird. Anatomische Wiederherstellung der Knochenachse ist Voraussetzung für bestmögliche funktionelle Wiederherstellung, und damit Vorbedingung für die Verhütung der sekundären örtlichen Kreislauf- und Ernährungsstörungen.

1. Konservative Behandlung der frischen Fraktur.

Bei den meisten Knochenbrüchen der Extremitäten läßt sich anatomisch richtige Stellung der Fragmente mit konservativen Maßnahmen erhalten und wiederherstellen. Besteht keine Dislokation, so wird unverzüglich ein gepolsterter Gipsverband angelegt, der die gute Stellung der Bruchstücke erhält.

Es ist übrigens ein Irrtum zu glauben, daß die Gefahr der nachträglichen Fragmentverschiebung im wenig oder gar nicht gepolsterten Gipsverband geringer sei als im gut gepolsterten Gips. Denn auch der ungepolsterte Gipsverband wird sehr bald durch Resorption des Bruchhämatoms und Muskelatrophie zu weit. Er greift außerdem, ebenso wie der gepolsterte Gipsverband, nicht direkt am Knochen an und kann daher auch niemals die Funktion eines redressierenden Verbandes erfüllen.

Durch Röntgenuntersuchung wird die Stellung der Bruchstücke fortlaufend überwacht. Nachträgliche Verschiebung durch Muskelzug oder bei Resorption ausgedehnter Bruchhämatome wird beseitigt, bevor die Korrektur durch Narbenbildung oder Callus unmöglich wird.

Die Ruhigstellung im Gipsverband wird so lange durchgeführt, bis der Knochenbruch klinisch und röntgenologisch so weit verheilt ist, daß Muskelzug und aktive Bewegungen keinen Schaden anrichten können. Dadurch wird zugleich der Bruchschmerz ausgeschaltet.

Die Beseitigung der Fragmentverschiebung gehört zu den dringlichen Operationen. Abgesehen davon, daß die Einrichtung während des anfangs bestehenden traumatischen Muskelstupors am leichtesten gelingt und jeder Tag Verzug zu Fixierung der Fragmente in der schlechten Stellung führt, nachträgliche Reposition mit konservativen Mitteln daher erschwert und oft nur durch weichteilschädigende gewaltsame Maßnahmen möglich ist, verstärkt jedes Abwarten die örtlichen Ernährungsstörungen und erhöht damit die Gefahr der trophischen Schäden. Die Einrichtung des Knochenbruches muß vorgenommen werden, sobald der Allgemeinzustand des Verletzten dies zuläßt.

Die bekannten konservativen Repositionsmethoden, Einrichtung mit Verzahnung der Fragmente, Dauerextension, Extension und Gipsverband, Distraktionsgipsverband, werden sinngemäß angewandt.

Für die Verhütung dystrophischer Störungen ist die Dauerextensionsbehandlung nicht geeignet. Die hierbei notwendige hohe Gewichtsbelastung der Zugvorrichtung führt leicht zur Distraktion der Bruchstelle, damit zu Verlängerung der Nullänge und mechanischer Schädigung der Muskulatur. Oft gelingt es überhaupt nicht, die Stellung der Bruchstücke durch den Dauerzug zu verbessern, weil Zwischenlagerung von Weichteilen oder Einspießung spitzer Fragmente in Muskulatur dies verhindern. Wir haben die Erfahrung gemacht, daß ein Bruch, der nicht primär gut eingerichtet werden kann, sich auch bei stärkster Dauerzugbehandlung in Wochen und Monaten nicht besser einstellen läßt. Für die Verhütung vasomotorischer und trophischer Schäden in der gebrochenen Extremität kommt die Dauerextension vor allem wegen der mangelhaften Ruhigstellung nicht in Frage. Die hierbei üblichen, immer wiederholten Repositionsversuche machen Schmerzen, die Bruchheilung ist durch die unvermeidbare Störung der natürlichen Heilungsvorgänge verzögert. Wenn die Dauerextension trotzdem einmal zur knöchernen Heilung führt, so verhindert die in einem hohen Prozentsatz der Fälle trotz frühzeitiger funktioneller Nachbehandlung entstandene Dystrophie lange Zeit oder für immer die vollkommene Wiederherstellung.

Weniger groß ist die Gefahr sekundärer trophischer Störungen bei der kombinierten Extensions- und Gipsverbandbehandlung, bei welcher die Fraktur zunächst durch Extension und manuelle Reposition richtig eingestellt wird. Der Gipsverband stellt danach die Extremität ruhig, die Dauerextension hat nur den Zweck, erneute Bruchverschiebung durch Muskelzug zu verhindern. Sie soll also nicht ziehen, sondern festhalten. Bei diesem Verfahren ist allerdings die Möglichkeit einer Infektion des Bohrkanales an der Drahtextension gegeben, und diese kann durch den Entzündungsreiz Anlaß zu örtlicher Zirkulationsstörung geben.

Am besten hat sich uns der Distraktionsgipsverband bewährt. Der Bruch wird primär mit Hilfe einer Drahtextension eingerichtet. Den Zug am Extensionsdraht üben wir mit der Hand aus, weil auf diese Weise Muskelzug gegen Muskelzug wirkt, dies Verfahren daher für den Muskel- und Bandapparat der verletzten Extremität in jedem Falle am schonendsten ist. Schraubenzüge kommen, da Mangel an Hilfspersonal in der Klinik keine Rolle spielt, nur bei muskelstarken und besonders gewichtigen Kranken zur Anwendung. Wenn mit Schraubenzügen gearbeitet wird, muß zu starker Zug und Distraktion der Bruchstelle durch sorgfältige Kontrolle mit dem Meßband oder mit dem Röntgenapparat vermieden werden. Der Gipsverband erhält, da der Extensionsdraht mit eingegipst wird, zuverlässig die gute Fragmentstellung. Denn durch die feste Verbindung zwischen Zugvorrichtung und Gipsverband ist nachträgliche Dislokation im Sinne der Verkürzung ausgeschlossen, die schädlichen Muskelzüge werden vom Gipsverband aufgefangen. Feste Fixierung der Zugvorrichtung am Gipsverband verhindert außerdem die für Entstehung einer Infektion des Bohrkanales besonders gefährlichen Drehbewegungen und seitlichen Verschiebungen des Extensionsdrahtes im Knochen. Das Distraktionsgipsverfahren ist unsere Standardmethode für die konservative Behandlung der meisten Frakturen geworden. Es erfüllt am sichersten von allen konservativen Behandlungsmethoden die Anforderungen, die wir an anatomische und funktionelle Wiederherstellung gebrochener Gliedmaßen stellen müssen. Die klinische Erfahrung hat gezeigt, daß hiermit die schweren Folgezustände der Dystrophie und Atrophie weitgehend vermieden werden können.

2. Operative Behandlung der frischen Fraktur.

Gegner der operativen Frakturbehandlung behaupten, daß viel zu viele Knochenbrüche operiert werden. Im Rahmen dieser Arbeit ist darauf folgendes zu erwidern: Die Leistungsfähigkeit einer Behandlungsmethode kann zuverlässig auswerten und beurteilen nur, wer das Verfahren nach jeder Richtung hin erschöpfend erprobt hat, also bei der Anzeigestellung auch einmal in das Extrem verfallen ist. Nur durch restlose Erschöpfung aller überhaupt denkbaren Möglichkeiten gelingt es, Vorteile und Fehler kennenzulernen, die Vorzüge der Methode weiter zu entwickeln und die Fehler und Gefahren zu vermeiden. Wir haben bei der Frakturbehandlung beide Extreme, zuerst die rein konservative und danach die betont operative Einstellung, bewußt durchgemacht und auf diese Weise gründliche praktische Erfahrungen über die Leistungsfähigkeit beider Behandlungsverfahren gesammelt. Das Stadium der Extreme war die Voraussetzung für eine Anzeigestellung in der Behandlung der Knochenbrüche, welche die nun bekannten Vorteile und Nachteile jedes einzelnen Verfahrens in Rechnung stellt und die therapeutischen Mittel und Möglichkeiten restlos erschöpft, um die Sicherheit des Behandlungserfolges zu erhöhen.

Knochenbrüche, bei denen vollkommene Einrichtung der Fragmente mit konservativen Maßnahmen nicht zu erreichen ist, werden ohne Verzug operiert. Nur in ganz wenigen Fällen kann es vorteilhaft sein, die Resorption großer Bruchhämatome abzuwarten und dann noch einen unblutigen Repositionsversuch zu machen. In der Regel hat es aber keinen Zweck, die Operation hinauszuschieben. Denn die Aussichten, mit konservativen Mitteln doch noch zum Ziel zu kommen, werden mit jedem Tag geringer. Gleichzeitig nehmen die sekundären vasomotorischen und trophischen Störungen in der verletzten Extremität rasch zu.

Operative Einstellung der mit konservativen Methoden nicht reponierbaren Fraktur verhindert, wenn sie frühzeitig nach den bekannten und bewährten Vorschriften für die operative Knochenbruchbehandlung ausgeführt wird, mit Sicherheit die Entstehung der traumatischen Dystrophie. Wir wissen auf Grund vielfacher Erfahrungen, daß nach Frühoperation von geschlossenen Knochenbrüchen niemals Dystrophie oder gar Atrophie mit vasomotorischen Störungen auftritt. Voraussetzung ist allerdings zuverlässige Asepsis.

Wer behauptet, daß die geschlossene Fraktur durch die Operation in eine komplizierte verwandelt wird, gibt damit zu, daß er seiner Asepsis nicht sicher ist. Für uns ist die Knochenbruchoperation eine aseptische Operation wie jeder andere aseptische Eingriff.

Die Frühoperation des Knochenbruches selbst bildet niemals die Ursache für sekundäre Ernährungsstörungen, wenn der Knochenbruch unter anatomischen Bedingungen und strengster Schonung der Gewebe freigelegt und die Wunde nach Versorgung der Fraktur geschlossen wird.

Die Bruchheilung dauert bei rechtzeitig operierten Frakturen nicht länger als bei gleichartigen konservativ behandelten Knochenbrüchen. Wird beispielsweise die unkomplizierte Spiralfraktur der Tibia primär operiert und nach genauester Einrichtung der Fragmente mit Drahtumschlingungen befestigt, so heilt der Bruch in 6 Wochen und wird fest, ohne daß danach dystrophische Folgezustände bestehen. Bei konservativer Behandlung heilt der gleiche Bruch ebenfalls in 6—7 Wochen. Die Nachbehandlung dauert dann aber beträchtlich länger, weil die bei konservativer Behandlung häufiger auftretende Dystrophie erst beseitigt werden muß. Die absolute Behandlungsdauer bis zur Wiederherstellung der Arbeitsfähigkeit ist daher bei konservativer Behandlung länger als bei Frühoperation einer gleichartigen Fraktur. Diese Vorteile der operativen Knochenbruchbehandlung gehen allerdings verloren, wenn die Operation aus Furcht vor dem Eingriff oder aus dem Bestreben heraus, um jeden Preis mit konservativer Behandlung zum Ziel zu gelangen, so lange hinausgezögert wird, bis sich schwere sekundäre Kreislauf- und Stoffwechselschäden in der gebrochenen Extremität entwickelt haben. Daß dann auch die Heildauer verlängert ist, wird durch die Summierung der vor der Operation vergeudeten Zeit mit der Dauer der nach Operation durch Ernährungsstörungen verzögerten Bruchheilung verständlich sein. Dies fällt aber nicht der Operation an sich, sondern der falschen Anzeigestellung zur Last.

Die operative Einrichtung des Knochenbruches erfüllt nur dann ihren Zweck, wenn die Fragmente genau reponiert und in anatomisch richtiger Stellung befestigt werden. Wenn der Bruch nur unvollständig eingerichtet und mangelhaft fixiert wird, wie wir das nachträglich noch oft genug zu sehen bekommen, so ist es allerdings besser, überhaupt nicht zu operieren. Derartige Halbheiten beseitigen nicht die anatomische Schädigung, sondern vermehren nur den Gesamtschaden. Der richtig operierte Bruch heilt wie eine genähte Hautwunde unter Neubildung von wenigem Füllmaterial. Der Bruchspalt operierter Frakturen wird vorwiegend durch endostalen Callus ausgefüllt. Die bei der Operation schlecht reponierte Fraktur kann nicht gut heilen, weil der endostale Callus nicht ausreicht, um die größeren Knochenlücken auszufüllen. Wer die Grundregeln der operativen Knochenbruchbehandlung nicht beachtet, läßt im allgemeinen auch die Vorschriften für die übrige Gewebsbehandlung außer acht.

Der geschlossene Knochenbruch ist so freizulegen, daß jede Verschiebung der Bruchstücke sicher erkannt und beseitigt werden kann. Die Schnittführung muß großzügig sein. Durchschneidung wichtiger Muskeln, Nerven und Gefäße läßt sich durch sorgfältige Beachtung der anatomischen Verhältnisse vermeiden. Wo Muskeldurchtrennung nicht zu umgehen ist, geschieht sie mit raschem glatten Längsschnitt in der Faserrichtung nach Möglichkeit so, daß die Gefäß- und Nervenversorgung des Muskels nicht leidet. Das Periost bleibt in festem Zusammenhang mit dem Muskelschlauch. Der Periostmuskelschlauch wird von einem bis auf den Knochen glatt durchgehenden Längsschnitt aus abgehebelt. Scharfe Haken und quetschende Instrumente sind schädlich.

Ihre Anwendung ist auch überflüssig, weil der Periostmuskelschlauch sich bei der frischen Fraktur leicht vom Knochen abstreifen läßt. Sobald der Bruch in genügender Ausdehnung freigelegt ist, werden die Fragmente aus allen Verhakungen und Weichteilzwischenlagerungen gelöst und unter Zug und Gegenzug so sorgfältig reponiert, daß die Bruchlinien im Knochen gerade noch als feinste Striche zu erkennen sind. Torsionsfrakturen werden danach durch 2—3 doppelte Drahtumschlingungen, kurze Schräg- und Querfrakturen an spongiosareichen Knochen sowie vor allem Gelenkfrakturen durch die mit 4 Drahtumschlingungen über der Bruchstelle befestigte Stahlschiene eisern festgehalten. Bei Querbrüchen im Bereiche der Metaphyse genügt Verzahnung der Bruchflächen. Die Stellung wird dann durch die Muskelspannung aufrecht erhalten. Die durchtrennten Weichteile werden schichtweise vollkommen vernäht. Bei der Naht des Periostmuskelschlauches wird Periost und Muskel im Zusammenhang genäht. Es genügt auch, nur die Muskulatur zu vernähen, das daran haftende Periost legt sich dann von selbst über die Bruchstelle. Die Extremität wird in einem gut gepolsterten Gipsverband, welcher die der Fraktur benachbarten Gelenke mit umfaßt, ruhiggestellt. Frühzeitige Belastung und funktionelle Übungsbehandlung der operierten Extremität halten wir für schädlich, weil dadurch die natürlichen Heilungsvorgänge gestört werden.

Die bei der Operation der frischen Fraktur versenkten metallischen Fremdkörper werden 6—8 Wochen nach der Operation durch Eröffnung der alten Operationsnarbe entfernt. Trotz Verwendung elastischer Stähle können sonst später Resorptions- und Druckerscheinungen am Knochen auftreten. Auch bilden die Fremdkörper, wie bei Geschoßträgern, nicht selten die Quelle neurotischer Störungen (*Magnus*).

Bei offenen Knochenbrüchen ist die Gefahr der traumatischen Dystrophie besonders groß. Die stärkere Gewalteinwirkung, größere Ausdehnung der Periost-, Muskel- und Gefäßverletzungen sowie spätere Gewebsschädigung durch Wundinfektion erklären dies zur Genüge. Darum ist aber der komplizierte Knochenbruch auch ein besonders dankbares Objekt für dystrophieverhütende Maßnahmen. Durch die vorbeugenden Maßnahmen darf nur genützt, aber nicht geschadet werden.

Wir beschränken uns darauf, die Infektionsgefahr durch sorgfältiges Ausschneiden und Reinigen der Verletzungswunde zu vermindern, wobei uns ausgiebige Wundspülung mit Wasserstoffsuperoxyd, Jodtinktur und Phenolcampher oder

Pregelscher Lösung eine wirksame Ergänzung der mechanischen Wundreinigung zu sein scheint. In jedem Falle ist primäre Naht der Hautwunde anzustreben. Die Hautnaht soll so locker ausgeführt werden, daß überschüssiges Wundsekret zwischen den Nahtlücken abfließen kann. Tamponade oder Drainage der Wunde macht Fremdkörperreize und ist besonders schädlich, weil der hierbei notwendige vorzeitige Verbandwechsel die Heilung stört.

Periost-, Fascien- und Muskeleinrisse werden nicht genäht, dagegen sollte primäre Naht von Sehnen- und Muskelabrissen stets versucht werden.

Der Bruch selbst wird von der gereinigten Wunde aus unter gleichzeitigem Drahtzug am distalen Fragment eingerichtet. Werden die Bruchflächen bei Querfraktur mit Resektionshaken aufeinandergestellt und verzahnt, Einspießung und Dislokation spitzer Fragmente bei Torsions- und Stückbrüchen durch schonendstes Herauslösen aus der Muskelinterposition vorsichtig beseitigt, so bedeutet die primäre operative Einrichtung der komplizierten Fraktur keine zusätzliche Schädigung des Gewebes.

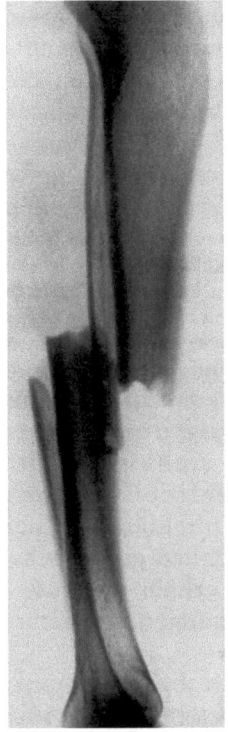
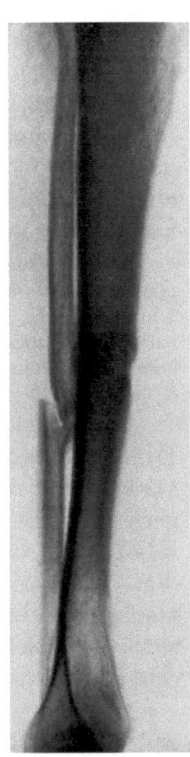

a   b
Abb. 4 a u. b. Komplizierter Unterschenkelbruch bei Beginn der Behandlung (a) und nach Heilung (b). Geringe toxische Dystrophie.

Beispiel: 27jähr. Mann, 22. IV. 1937 Motorradunfall. Komplizierte Unterschenkelfraktur mit langer Durchspießung des ganzen proximalen Fragmentes und ausgedehnter Zerreißung der Wadenmuskulatur. Operation: Gründliche Wundausscheidung mit Entfernung aller zertrümmerten Gewebe. Einstellung und Verzahnung der Fragmente, die durch den Muskelzug gegeneinander gepreßt werden. Lockere Hautnaht. Primäre Wundheilung. — 2. VI. 1937: Bei noch federnder Fraktur Furunkel und Absceß an der Wade in Höhe der Bruchstelle. Incision des Abscesses. Hiernach Entstehung eines chronischen Geschwüres an der Incisionsstelle; dies wird mit Ruhigstellung und Unterwassermassage zur Heilung gebracht. Ab 1. XI. 1937 arbeitsfähig (Abb. 4).

Metallische und andere nicht resorbierbare Fremdkörper werden bei komplizierten Brüchen im allgemeinen vermieden. Eiserne Fixation der Fragmente durch Drahtumschlingung kommt nur in Betracht, wenn die Versorgung schwerer Nebenverletzungen, Sehnen- und Muskelabrisse, vollkommene und unverrückbare Wiederherstellung der Knochenachse verlangt. Die Menge der versenkten metallischen Fremdkörper soll so klein wie möglich sein. Stahlschienen bleiben besser fort. Die verletzte Extremität wird im Distraktionsgipsverband ruhiggestellt.

Die Vorteile dieser primären Versorgung komplizierter Knochenbrüche für die Verhütung zirkulatorischer und trophischer Spätschäden liegen auf der Hand. Die Wundversorgung macht den offenen Knochenbruch praktisch zu einem geschlossenen. Die Infektionsgefahr kann bei rechtzeitigem Eingreifen vollkommen beseitigt werden.

Von 33 aus unserem Krankengut willkürlich herausgegriffenen schweren komplizierten Unterschenkelbrüchen der letzten Zeit sind 28 primär geheilt. Von den 5 infizierten Frakturen kamen 2 mit der Brucheiterung in die Klinik, bei 2 Fällen wurde die Wunde durch einen kleinen Streifen nach außen drainiert, in einem Falle konnte die Wundversorgung wegen schwerster anderweitiger Verletzungen erst 3 Tage nach dem Unfall vorgenommen werden.

Die primäre Einrichtung des Bruches beseitigt Druckschädigung unverletzter Gefäße und Nerven und stellt mit der richtigen Nullänge auch die Vorbedingungen für regelrechte Muskelfunktion her. Die so geschaffene gute Durchblutung der verletzten Extremität bildet den sichersten Schutz gegen schwere Infektionen. Der Distraktionsgipsverband erhält die gute Bruchstellung, schützt vor zusätzlichen Schädigungen und sichert damit die ungestörte Heilung der Verletzungen.

So bildet auch beim komplizierten Knochenbruch die frühzeitige Wiederherstellung der anatomischen Verhältnisse in Verbindung mit schulgerechter Wundversorgung das wirksamste vorbeugende Verfahren gegen sekundäre Kreislauf-, Stoffwechsel- und trophische Störungen. Die Grenzen der Prophylaxe sind durch therapeutisch nicht beeinflußbare Nebenverletzungen, Gewebszertrümmerung, ausgedehnte Zerreißung kleinerer Gefäße und Nerven gegeben. Sie lassen sich jedoch auch bei der komplizierten Fraktur weitgehend einengen.

3. Alloplastische Operation älterer Knochenbrüche.

Operative Einrichtung älterer Knochenbrüche, das sind alle länger als eine Woche bestehenden Frakturen, kommt in Frage, wenn die Frühoperation nicht möglich war. Gegenanzeigen gegen

Frühoperation bilden Shock, Fettembolie, Infektionskrankheiten und Eiterung an anderen Körperstellen. Verspätete Korrektur kann ferner notwendig sein bei erneuter Dislokation der Fragmente im Gipsverband, sobald diese durch konservative Maßnahmen nicht zu beseitigen ist. Schließlich auch dann, wenn eine schlecht stehende Fraktur verspätet in Behandlung kommt.

Bei jedem Knochenbruch, der nach Ablauf der ersten Krankheitswoche wegen schlechter Stellung operiert wird, muß mit dem Bestehen dystrophischer Störungen gerechnet werden. Sekundäre Verbesserung der Stellung ist notwendig, weil sie das einzige wirksame Mittel darstellt, um den schädlichen Reizzustand zu beseitigen, das Fortschreiten der vasomotorischen und trophischen Störungen zu unterbinden und so den Dauerschaden an Gelenken und Weichteilen auf das unvermeidbare Mindestmaß zu beschränken.

Solange die Dystrophie sich noch in den Anfangsstadien befindet, erfolgt die operative Einstellung der älteren Fraktur nach den gleichen Regeln wie bei der Frühoperation. Die für Operationen an dystrophischen Gliedmaßen vorgeschriebene sorgfältige Vorbereitung der Haut muß nach den Regeln der Kunst durchgeführt werden. Diese Operationen sind nicht dringlich, so daß die Hautpflege, von welcher aseptische Wundheilung und Erfolg der Operation abhängen, in keinem Falle vernachlässigt zu werden braucht. Die Behandlung der übrigen Weichteile bei der Operation erfolgt nach den Richtlinien, die für Behandlung der Gewebe bei manifester Dystrophie allgemein gelten.

Unkomplizierte ältere Knochenbrüche werden bei Querfraktur mit Einzinkern eingestellt, bei Brüchen spongiosareicher Knochen mit Stahlschiene befestigt, sonst durch den infolge der eingetretenen Muskelschrumpfung verstärkten Zug der über die Bruchstelle hinwegziehenden Muskulatur festgehalten. Spiralfrakturen und lange Stückbrüche werden anatomisch genau eingestellt und mit Drahtumschlingungen fixiert.

Das Bruchhämatom läßt man am besten unberührt, wenn es nicht die genaue Reposition der Bruchstücke behindert.

Infolge der bereits bestehenden vasomotorischen und trophischen Schäden ist die Bruchheilung bei älteren Frakturen verzögert. Mit der funktionellen Nachbehandlung und der Entfernung fixierender metallischer Fremdkörper muß daher länger gewartet werden als bei der Frühoperation.

Die alloplastische Stellungsverbesserung eines Knochenbruches ist gefährlich bei allen unkomplizierten Frakturen, die länger als

3 Wochen bestanden haben und kontraindiziert bei allen Knochenbrüchen, die man nicht selbst von Anfang an behandelt hat, bei denen man daher den Vorverlauf nicht zuverlässig kennt.

Nach so langer Zeit hat die schlechte Bruchstellung bei Metaphysenbrüchen immer zu sehr schweren sekundären Schädigungen geführt, auch wenn das Röntgenbild noch keine schwerere Atrophie zeigt. Ausschließlich alloplastische Versorgung schlecht stehender veralteter Frakturen ist nicht zu empfehlen, weil die Infektionsgefahr besonders groß, genaue Einstellung der Bruchflächen infolge Schrumpfung und Verziehung der Weichteile erschwert ist. Hinzu kommt, daß bei diesen alten Frakturen mehr oder weniger starke Callusbildung besteht, welche die Reposition erschwert. Der dystrophische Knochen wird gegen Druck der fixierenden metallischen Fremdkörper außerordentlich empfindlich, die Hautnaht kommt meistens unter zu starke Spannung und platzt auf. Endlich ist die natürliche Bruchheilung wegen der bestehenden vasomotorischen und trophischen Schädigung der callusbildenden Elemente besonders gehemmt und bleibt auch ganz aus. Die meisten dieser Gefahren werden vermieden, wenn man sich entschließt, bei solchen veralteten unkomplizierten Metaphysenfrakturen sofort autoplastisch zu operieren.

Nur bei alten, schlecht stehenden Gelenkfrakturen hat sich uns die reine alloplastische Korrektur bewährt. Dabei handelt es sich durchweg um Dislokation kleinerer Knochenstücke, die aus den Gelenkenden ausgesprengt sind. Die Wiederherstellung normaler anatomischer Verhältnisse und die Wiederherstellung der normalen Gelenkfläche gelingt am besten durch operative Freilegung der Fraktur, genaueste Einrichtung des ausgebrochenen Knochenstückes und Befestigung der Fragmente durch die Stahlschiene. Die Schiene stellt auch in diesen Fällen nur eine vorübergehende Prothese dar. Sie liegt zum größten Teil am nicht dystrophischen proximalen Fragment und nur zum kleineren Teil auf dystrophischem Knochen. Diese Brüche heilen auch bei einer solchen alloplastischen Operation, weil sie durchweg in spongiosareichen Knochenabschnitten liegen.

Ältere komplizierte Knochenbrüche sind für alloplastische Operationen vollkommen ungeeignet, selbst dann, wenn die Komplikation lediglich in einer kleinen, innerhalb weniger Tage abgeheilten Hautdurchspießung bestanden hat. Die stets nach der ersten Woche in weit stärkerem Maße ausgebildete Dystrophie bildet in Verbindung mit der erhöhten Gefahr der Reinfektion eine grundsätzliche Gegenanzeige gegen ausschließliche Versenkung von nicht resorbierbarem Befestigungsmaterial. Da schlechte Stellung älterer komplizierter Frakturen vorwiegend bei Kranken beobachtet wird, die verspätet in klinische Behandlung kommen, sind die Angaben über den bisherigen Krankheitsverlauf meistens sehr dürftig und unzuverlässig. Wir haben früher verschiedentlich Mißerfolge gehabt, als wir komplizierte Brüche alloplastisch nachoperierten, deren Weichteilwunden angeblich reaktionslos verheilt waren. Wir haben daraus gelernt, daß die Ansichten über den Begriff der reaktionslosen Wundheilung recht verschieden sein können.

Verspätete operative Korrektur komplizierter Knochenbrüche darf nur in Form einer vorläufigen operativen Richtigstellung schwerer gewebsschädigender Dislokation vorgenommen werden, damit die Zunahme der dystrophischen Störungen wenigstens unterbunden und vermeidbarer Schaden verhütet wird. Wir beschränken uns in solchen Fällen darauf, die Fragmente unter sorgfältigster Schonung der Gewebe richtigzustellen und die günstige Stellung durch den Distraktionsgipsverband oder kombinierte Dauerextensions- und Gipsverbandbehandlung zu erhalten. Zwar wird hiernach der Bruch nur in Ausnahmefällen fest. Der eigentliche Zweck der provisorischen operativen Einrichtung der Fraktur soll auch nur sein, die Durchblutung und Ernährung der verletzten Extremität zu verbessern und so für die später vorzunehmende endgültige Vereinigung des Bruches durch autoplastische Knochenoperation möglichst günstige Vorbedingungen zu schaffen, wenn man die Plastik nicht etwa sofort ausführen kann.

4. Autoplastische Knochenbruchbehandlung.

Vereinigung der Bruchstücke durch autoplastische Knochenoperationen kommt, wenn wir von den seltenen Fällen der in schlechter Stellung veralteten Frakturen absehen, vorwiegend für die Behandlung der verzögerten Callusbildung und ihres Endzustandes, der Pseudarthrose, in Betracht. Verzögerte Callusbildung besteht, wenn 6—8 Wochen nach der Verletzung auf dem Röntgenbild kein Callus zu sehen ist und die Fragmente klinisch in dieser Zeit keine Neigung zur Konsolidierung zeigen. Neben den zahlreichen Ursachen der verzögerten Bruchheilung verdient die Gliedmaßendystrophie hervorragende Beachtung.

Es steht fest, daß verzögerte Callusbildung besonders oft bei Dystrophie vorkommt. Für die Praxis ist dabei von geringerer Bedeutung, ob die Bruchheilung infolge der Dystrophie gestört ist oder ob Dystrophie und verzögerte Callusbildung unabhängig voneinander entstehen. Die klinische Erfahrung spricht dafür, daß Schädlichkeiten, welche Dystrophie erzeugen, auch die Konsolidierung des Bruches verhindern. Ist aber die Dystrophie einmal manifest geworden, so bilden die schweren Kreislauf- und Stoffwechselstörungen das wesentlichste Hindernis für normale Bruchheilung.

Harmonisches funktionelles Zusammenwirken aller Einzelteile der Extremität ist Voraussetzung für die Wiederherstellung und Beseitigung der dystrophischen Störungen. Normale Funktion der Muskulatur ist nur dann möglich, wenn die Knochenachse wieder hergestellt und stabil gemacht wird. Bleibt der Bruch durch Ausbleiben der Callusbildung beweglich, so ist die Kontraktionsfähigkeit der über den Bruch hinwegziehenden Muskeln unvollkommen. Damit leidet vor allem die für die Knochenbruchheilung notwendige Durchblutung des verletzten Gliedabschnittes. Dazu kommt der länger bestehende Bruchschmerz. Stoffwechsel- und Ernährungsstörungen nehmen daher zwangsläufig zu. Es entsteht ein Circulus vitiosus zwischen verzögerter Bruchheilung und dystrophischen Störungen. Dieser kann nur durch Wiederherstellung der Achsenstabilität, also durch operative feste Vereinigung der Fragmente unterbrochen werden. Die Gliedmaßendystrophie bildet daher bei verzögerter Callusbildung die absolute Indikation für operative Vereinigung der Fragmente durch die hier allein wirksame autoplastische Knochenspanverpflanzung.

Auch bei verzögerter Callusbildung kann der Bruch trotz der vasomotorischen und trophischen Störungen schließlich einmal fest werden, wenn man sich monate- und jahrelang mit konservativen oder anderen Mitteln (Bohrung der Fragmente, Belastung der Fraktur im Gehgipsverband) behilft. Dabei nehmen aber die dystrophischen Störungen immer weiter zu, es treten irreparable Schäden an den abhängigen Gelenken auf, und der Enderfolg einer solchen konservativen Behandlung bleibt, selbst bei späterer Konsolidierung, wegen der Spätschäden im abhängigen Gliedabschnitt oft unbefriedigend.

Wir wissen, daß frühzeitige Wiederherstellung der Achsenstabilität durch feste Schienung mit dem Knochenspan die Zunahme der Dystrophie verhindert und bereits vorhandene Zirkulations- und Stoffwechselschäden weitgehend abheilen läßt. Der Enderfolg der autoplastischen Vereinigung schlecht heilender Frakturen ist, bei erhöhter Sicherheit der raschen knöchernen Konsolidierung, also auch hinsichtlich der dystrophischen Spätschäden ein vollkommener. Es hat daher keinen Sinn, die Knochenplastik hinauszuzögern und mit den immer unsicheren konservativen Behelfsmitteln wertvolle Zeit zu versäumen. Wir operieren sofort und gründlich, wenn die verzögerte Callusbildung durch Röntgenuntersuchung und klinischen Befund nachgewiesen ist und wenn die örtlichen und allgemeinen Vorbedingungen für die Plastik erfüllt sind.

Autoplastische Operation geschlossener Knochenbrüche.

Die autoplastische Vereinigung geschlossener Frakturen, zu welchen auch die primär operativ eingestellten unkomplizierten Brüche zu rechnen sind, kann zu jeder Zeit ausgeführt werden. Gegenanzeigen gegen die Plastik bilden akute und chronische Eiterungen (Furunkel, Bronchitis, Angina, Grippe usw.) in der Nähe der Fraktur und an entfernteren Körpergegenden. Eitrige Entzündungen können zu metastatischer Infektion des Operationsgebietes und besonders der dystrophischen, gegen virulente Eitererreger fast schutzlosen Gewebe führen. Zwar kann Wiederaufflackern einer alten Infektion oder sekundäre Infektion dystrophischer Gewebe auch ohne Operation vorkommen. Die Gefahr der Spätinfektion ist aber ohne Zweifel, wie nach jeder Operation an dystrophischen Geweben, auch bei Knochenspanplastik gegeben. Infektionsquellen sollen daher vor der Operation beseitigt werden.

In Ausnahmefällen kann dies unmöglich sein. Wie man sich dann helfen kann, um die Knochenplastik trotz Infektionsgefahr aseptisch zur Heilung zu bringen, zeigt folgendes Beispiel:

35jähr. Mann. 30. XI. 1936 Motorradunfall. Humerusschaftfraktur, Radiusschaftbruch, multiple Mittelhandbrüche, schwere komplizierte Zertrümmerungsfraktur des Unterschenkels, geschlossener Splitterbruch des Oberschenkels, Contusio cerebri. Schwere Fettembolie. 3 Tage nach dem Unfall Einrichtung der Frakturen, Wundversorgung der Unterschenkelverletzung, die bereits schwer infiziert ist. Gipsverbände. Am 20. III. 1937 sind alle Frakturen mit Ausnahme des komplizierten Unterschenkelbruches und des Oberschenkelbruches geheilt. Am Oberschenkelbruch keine Spur von Callusbildung, deshalb operative Freilegung der Oberschenkelfraktur durch kleinen Schnitt, Anbohrung der in guter Stellung aufeinander stehenden Bruchenden, deren Markhöhle durch Bindegewebe und Callus verschlossen ist. Primäre Wundheilung. — 4. VI. 1937: Entfernung zahlreicher Sequester aus der Unterschenkelfraktur. — 16. VI. 1937: Abnahme des Oberschenkelgipsverbandes. Röntgenologisch (Abb.) keine Zunahme der Callusbildung, klinisch keinerlei Entzündungserscheinungen an der Operationsnarbe. — 21. VI. 1937: Autoplastische Verriegelung der Oberschenkelfraktur. Primäre Wundheilung. — 15. IX. 1937 ist der Oberschenkelbruch fest und belastungsfähig, der Unterschenkelbruch kommt unter Bildung einer Defektpseudarthrose zur Heilung (Abb. 5).

Der Organismus antwortet auf die vorbereitende Freilegung und Anbohrung der Fragmente offenbar zum mindesten mit aktiver Hyperämie der Bruchstelle. Selbst wenn die Fraktur, wie im beschriebenen Falle, trotz regelrechter Eröffnung der Markhöhle durch die Bohrung und Schaffung eines neuen Bruchhämatoms nicht fest wird, bildet die reaktive Hyperämie bestimmt einen erhöhten Schutz gegen metastatische Infektion der nachfolgenden Plastik. Die kleine aseptische Voroperation bedeutet also eine Sensibilisierung der Gewebe, diese macht die Bruchstelle widerstandsfähiger gegen Ansiedlung von Eitererregern.

Daneben kommen natürlich alle Maßnahmen zur Anwendung, die geeignet sind, Infektion zu verhüten. Neben der vorgeschriebenen mehrtägigen Pflege der Haut, Bädern, mechanischer Reinigung und Alkohol- oder Formalin-Alkohol-Schutzverbänden vermeidet man bei der Operation selbst durch schonendste aseptische Gewebsbehandlung zusätzliche Gewebsschädigung, die den Boden für Bakterienansiedlung abgeben kann. Auch die autoplastische Vereinigung des Bruches ist niemals so dringlich, daß die allgemeinen Grundregeln für die Behandlung dystrophischer Gewebe vernachlässigt werden dürfen.

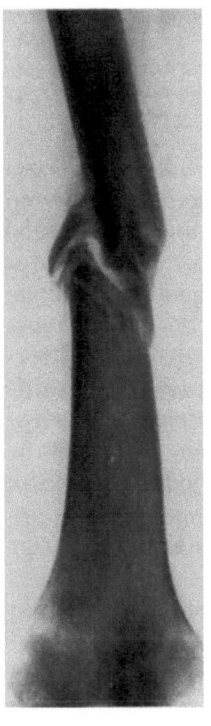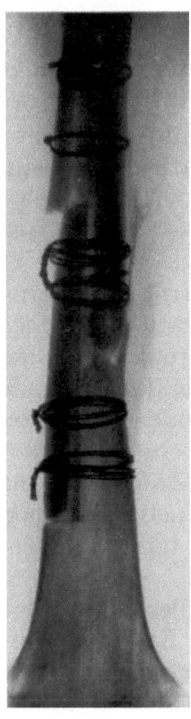

a b
Abb. 5a u. b. Dystrophie bei Oberschenkelpseudarthrose (a), nach Verriegelung gebessert (b).

Die Knochentransplantation hat den Zweck, die Stabilität der Knochenachse an der Bruchstelle wieder herzustellen und gesundes Baumaterial an die Bruchstelle heranzubringen.

Feste Vereinigung der Fragmente ist nur dann möglich, wenn der Bruchspalt durch ein festes Transplantat überbrückt wird, das durch 4 doppelte Drahtumschlingungen, 2 am oberen und 2 am unteren Fragment, befestigt wird. Die Bruchenden müssen angefrischt werden, so daß die Spongiosa frei liegt und die Markhöhlen an den Bruchflächen eröffnet sind. Narben und Knochensplitter, welche als Deckel auf den Bruchenden liegen, werden entfernt. Die Bruchflächen müssen hiernach fest aufeinandergestellt werden.

Die Berührungsfläche zwischen Span und Bruchende muß rauh sein. Der Span darf nicht einfach an der glatten Oberfläche des vom Periost befreiten Fragmentes angebunden werden, weil er dann an der Corticalis abgleiten und die Fraktur so trotz Spanplastik abrutschen kann. Die Aufnahmefläche für das Transplantat muß so ausgiebig abgemeißelt werden, daß der Knochenspan in die spongiöse Substanz eingebettet wird.

Unterläßt man diese Anfrischung der Aufnahmeflächen, so macht oft auch die **Weichteildeckung der Knochenplastik** Schwierigkeiten. Die dystrophische Haut kann nur unter Spannung genäht werden, die Naht platzt auf, die Wunde infiziert sich.

Von der **autoplastischen Bolzung** schlecht heilender Frakturen mit einem Stück Fibula sind wir abgekommen. Die Erfahrung hat gezeigt, daß der Knochenbolzen in der dystrophischen Markhöhle nicht genügend fest sitzt, der Bruch daher etwas beweglich bleibt. Wackelbewegungen an der Bruchstelle durch Muskelzug führen zu Druckschädigung des dystrophischen Knochens durch das Transplantat und verhindern die Heilung. Offenbar besteht ein weiterer Nachteil der autoplastischen Fibulabolzung darin, daß die glatte, dazu nicht genügend kräftige Compacta des Transplantates überall von Spongiosa umgeben ist, also ungleichartige Knochensubstanz aneinanderliegt. Hierdurch scheint das Transplantat weniger gut Anschluß zu finden.

Der Knochenspan muß, wenn er seine Stützfunktion erfüllen soll, genügend lang, dick und kräftig sein. Er soll ein Drittel bis die Hälfte des gesamten Knochendurchmessers umfassen. Nach unseren Erfahrungen sind die meisten Versager der autoplastischen Knochenbruchoperationen auf mißverständliche Auslegungen der Bezeichnung Knochenspan zurückzuführen. Man kann nachträglich oft feststellen, daß nicht einmal ein Knochenspan, sondern bestenfalls ein Spänchen transplantiert worden war. Deshalb spricht man besser von einem Knochenbalken, der verpflanzt wird. Die für sichere Stützung der Bruchstelle erforderliche Festigkeit besitzen ausschließlich Knochen mit kräftiger gesunder Corticalis, also die Metaphysen der langen Röhrenknochen. Sie allein kommen für die autoplastische Schienung einer nichtheilenden Fraktur zur Anwendung. Die Überpflanzung spongiosareicher Knochenspäne oder reiner Spongiosa kann nur dann Erfolg versprechen, wenn der Bruch durch unvollständige knöcherne Heilung genügend Halt hat, das Transplantat dann also ausschließlich defektfüllende und callusanregende Funktionen zu erfüllen hat.

Das Knochentransplantat muß ferner gesund und lebenskräftig sein, um seine andere wichtige Funktion als Baumaterial für die Bruchheilung erfüllen zu können. Die Vitalität der knochenbildenden Elemente ist bei Dystrophie herabgesetzt. Bei der traumatischen Gliedmaßendystrophie muß das Transplantat daher von Knochen entnommen werden, der nicht im Gebiete der Dystrophie liegt.

Regelmäßige Feststellungen am Röntgenbild und die Ergebnisse der Tierversuche haben gezeigt, daß **Kalkverarmung und Knochenabbau unterhalb des anatomischen und funktionellen Knickes auftritt.** Bei der unkomplizierten Fraktur ist die Dystrophie auf das distale Fragment und die übrigen unterhalb des Bruches liegenden Teile der verletzten Extremität beschränkt, wenn keine anderen Unfallverletzungen, wie Gelenkergüsse, große Bruchhämatome usw. daneben bestehen. Wir haben durch Nichtbeachtung dieser Gesetzmäßigkeiten, also Verwendung von Knochentransplantaten aus den dystrophischen, distal von der Bruchstelle liegenden Gliedabschnitten, früher Mißerfolge gehabt (Abb. 6). Zwar ist es verlockend, das Transplantat aus einem Knochen der gebrochenen Extremität zu entnehmen, etwa bei Oberschenkelbruch aus dem Schienbein des gleichen Beines, weil dann nur eine Extremität geschädigt wird und im Gipsverband ruhiggestellt werden muß, während das gesunde Bein funktionell behandelt werden kann.

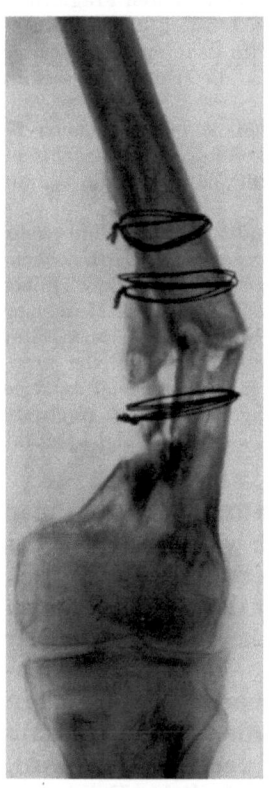

Abb. 6. Aseptische Resorption des dystrophischen Tibiaspanes.

Jede Spanentnahme bedeutet eine Schädigung, die zu mindestens vorübergehender Schwächung der betreffenden Extremität, nicht selten auch zu mehr oder weniger ausgesprochenen dystrophischen Störungen führen kann. Plattfußbeschwerden können am gesunden Bein der Spanentnahme noch bestehen, wenn die Verletzungsfolgen am kranken Bein längst abgeheilt sind.

Die autoplastische Verriegelung schlecht heilender Frakturen nach *Lexer* ist in den letzten Jahren immer mehr zurückgetreten. Wir haben diese Methode eine Zeitlang weniger geübt, weil sich nicht selten der aus der nächsten Nähe der Fraktur entnommene Knochenspan als zu schwach erwies, um den Bruch zuverlässig zu stabilisieren. Erst eingehende Beschäftigung mit Ursache und Wesen der Gliedmaßendystrophie hat uns gezeigt, daß die Ursache der Mißerfolge nicht in der Operationsmethode sondern in fehlerhafter Anzeigestellung und Technik zu suchen ist.

Seitdem wir erkannt haben, daß die autoplastische Verriegelung immer dann erfolgreich ist, wenn der den Bruchspalt überbrückende Span aus dem proximalen, nichtdystrophischen Bruchgebiet entnommen wird, wird sie bei bestimmten Frakturen, z. B. bei den Unterschenkelbrüchen, **wieder vorzugsweise angewandt**. Die Verriegelung ist technisch schwieriger als die freie Spanverpflanzung vom gesunden Bein, weil die Spanentnahme aus beweglichen Bruchenden nicht so leicht ist wie bei fester Knochenachse. Die technischen Schwierigkeiten, die an sich niemals die Anzeigestellung beeinflussen sollen, werden durch die von uns entwickelte Operationstechnik weitgehend beseitigt.

Die Bruchstelle wird durch glatten Schnitt freigelegt, die Muskulatur am proximalen Fragment an der Stelle der Spanentnahme vom Periost abgetrennt. Das Periost wird mit dem Knochenmesser in den Umrissen der beabsichtigten Spanentnahme umschnitten. Die Corticalis wird an der einen Längsseite und an beiden Querseiten mit der elektrischen Kreissäge, der Rest der Corticalis mit dem Meißel durchtrennt. Hierdurch wird unnötige Schädigung des Transplantates durch Hitzeeinwirkung des Sägeblattes vermieden. Der Span muß zwei von Periost bedeckte Corticalisflächen besitzen. Er wird nach der Entnahme in körperwarmen Kochsalzkompressen aufbewahrt. Dann wird der sonst unversehrte Periostmuskelschlauch in der üblichen Weise vom Knochen abgehebelt und der für die Einbettung des verriegelnden Spanes notwendige Defekt am distalen Bruchende durch subperiostale Entnahme eines entsprechend großen Knochenstückes hergestellt. Hierauf folgt die Anfrischung der Bruchflächen. Die Markhöhle soll in ganzer Ausdehnung freigelegt sein. Beim Aufstellen der Fragmente wird bei Unterschenkelbrüchen die Fibula von der gleichen Operationswunde aus freigelegt und subperiostal reseziert, um die Sperrwirkung des Wadenbeines auszuschalten. **Der periostgedeckte Verriegelungsspan wird so über dem Bruchspalt befestigt, daß sein ursprünglich dem Bruchspalt anliegendes, durch Verletzung und fruchtlose Regenerationsvorgänge geschädigtes Ende nach oben zeigt.** Besonders schwergeschädigte Teile des Spanes werden besser abgetragen. **Der Span muß also umgekippt werden**, so daß über dem Bruchspalt und am distalen dystrophischen Fragment sicher gesunder, lebenskräftiger, von regenerationsfähigem Periost bedeckter Knochen liegt. Das aus dem unteren Bruchende entnommene periostlose Knochenstück wird in dem noch bestehenden Defekt oberhalb des verriegelnden Spanes befestigt. Die Schichtnaht der Operationswunde gelingt dann leicht und ohne Gefahr der Nahtinsuffizienz, weil die zu bedeckende Gewebssubstanz gleichgeblieben ist.

Beispiel: 30jähr. Mann. 29. VIII. 1937 Sportunfall. Unterschenkelbruch mit kleiner Durchspießung der Haut. Blutige Einrichtung und Verzahnung der Querfraktur der Tibia, Gipsverband. Röntgenuntersuchung zeigt hiernach anatomisch richtige Verzahnung der Fragmente. — 29. IX. zeigt Röntgenkontrolle starke Abwinklung der Tibia nach vorn. Das nach hinten gezogene proximale Fragment des Schienbeines wird durch eine handbreit oberhalb der Fraktur quer durch die Tibia gelegte Drahtextension reponiert. Danach wieder gute Stellung. 8. XI. 1937: Fraktur noch stark beweglich, röntgenologisch keine Callusbildung bei anatomisch richtiger Stellung der Fragmente. — 10. XI. 1937: Verriegelung der Tibiafraktur. Primäre Wundheilung. Röntgenologisch auch danach verzögerte Callusbildung. Bruch durch genügend kräftiges Transplantat nach 10 Wochen belastungsfähig (Abb. 7).

Die autoplastische Frakturverriegelung vermeidet bei gleicher Sicherheit des Behandlungserfolges die Nachteile der Spanverpflanzung von einer gesunden Extremität. Sie wird daher jetzt von uns bei unkomplizierten Knochenbrüchen vorgezogen, wo sie technisch durchzuführen ist. Das proximale Bruchende muß also lang genug und gesund sein.

Zur Nachbehandlung gehört außer Ruhigstellung im Gipsverband für 9—12 Wochen und den für Operation bei Dystrophie geltenden allgemeinen Vorschriften für Wundbehandlung, daß die fixierenden Drähte entfernt werden, wenn sie mechanisch oder psychisch stören. Die Drahtentfernung darf erst ausgeführt werden, wenn das Transplantat angeheilt und die Bruchstelle festgeworden ist.

Die dystrophischen Störungen bilden sich nach Stabilisierung der Knochenachse durch die Plastik an den Weichteilen rasch zurück. Die Kalkverarmung des distalen Knochenabschnittes ist noch über Monate hin röntgenologisch nachzuweisen, doch verschwindet die schwere fleckige Aufhellung. Es bleibt zunächst eine sich langsam von der Bruchstelle abwärts zurückbildende Osteoporose zurück.

Freie autoplastische Spanverpflanzung von einer gesunden Extremität kommt bei geschlossenen Knochenbrüchen überall dort in Anwendung, wo die Verriegelung technisch nicht durchzuführen ist, durch Aussprengung größerer nichternährter Knochensplitter ein Defekt entstanden ist, oder wo der gebrochene Knochen die für zuverlässige Verriegelung notwendige Dicke nicht besitzt, also bei hochsitzenden Unterschenkelbrüchen, hochsitzenden Oberschenkelbrüchen und Frakturen der oberen für die Behandlungsmaßnahmen in der Unfallchirurgie. 43

Gliedmaßen. Auch bei tiefersitzenden Oberschenkelschaftbrüchen ziehen wir im allgemeinen die freie Spanverpflanzung von der gesunden Tibia vor, weil die bei Verriegelung notwendige ausgedehntere Knochenfreilegung nur unter Durchtrennung, also Schädigung größerer Muskelpartien, möglich ist. Die Spanentnahme aus der gesunden Tibia scheint uns dann auch bezüglich der Dystrophie das kleinere Übel zu sein.

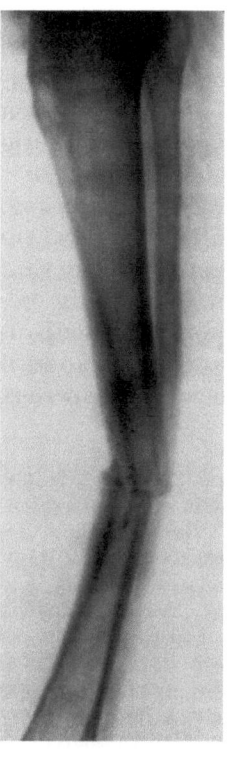
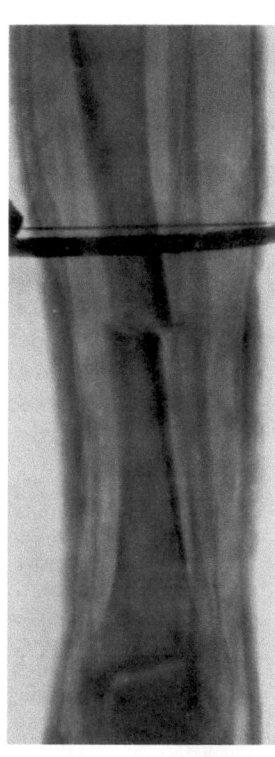
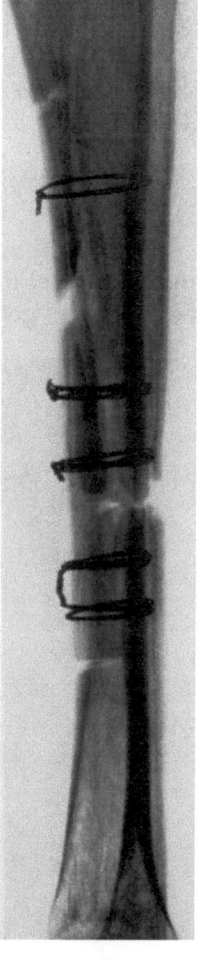

a b c

Abb. 7 a—c. Komplizierter Unterschenkelbruch, 5 Wochen nach Unfall bei fehlender Callusbildung Abwinklung (a), nach Reposition durch Querzug (b) und nach Verriegelung (c).

Für operative Behandlung schlechtheilender Knochenbrüche kommt ausschließlich der kräftige periostgedeckte Schienbeinspan zur Anwendung. Alle Versuche, den Tibiaspan durch andere Knochenteile (Rippe, Beckenkamm, Fibula u. a.) zu ersetzen, haben sich als gefährlich und schädlich erwiesen. Denn keines dieser Transplantate erfüllt den Zweck der Spanplastik, absolut fest zu fixieren und genügend kräftiges Baumaterial für die Bruchheilung heranzuschaffen. Die Mißerfolge nach solchen Versuchsoperationen sind nur geeignet, die bewährten Verfahren der operativen Wiederherstellungschirurgie in Mißkredit zu bringen.

Vorbehandlung, Operationstechnik und Nachbehandlung erfolgen nach den allgemeinen Regeln für Operation an dystrophischen Gliedmaßen.

Autoplastische Operation komplizierter Knochenbrüche.

Der Zeitpunkt der sekundären autoplastischen Operation komplizierter Frakturen ist davon abhängig, ob die Hautwunden primär geheilt sind oder geeitert haben. In den meisten Fällen heilen die frühzeitig richtig behandelten komplizierten Brüche ohne Wundeiterung. Diese nichtinfizierten Frakturen sind mit geringfügigen Einschränkungen den blutig behandelten unkomplizierten Brüchen gleichzusetzen und können wie diese auch früh operiert werden.

25 jähr. Mann. 30. I. 1937: Motorradunfall. Komplizierte Unterschenkelfraktur mit Durchspießung des distalen Bruchstückes durch die Haut. Operative Wundausschneidung und Naht der Wunde. Primäre Wundheilung. Nach 4 maligem Repositionsversuch 7 Wochen nach dem Unfall eingeliefert. Narbe strichförmig, reizlos, mit dem distalen Bruchstück der Tibia verwachsen. Repositionsversuch mit Drahtextension am Calcaneus trotz starker Beweglichkeit der Bruchstelle gescheitert. Deshalb nach Hautvorbereitung Verriegelung der Tibiafraktur. Primäre Heilung. Fraktur am 26. V. 1937 mit Heftpflasterstärkeverband belastungsfähig. Ab 26. VI. 1937 arbeitsfähig. Entfernung der Drähte wegen subjektiver Beschwerden am 11. X. 1937 (Abb. 8).

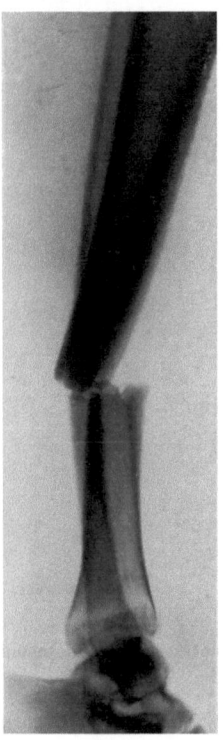
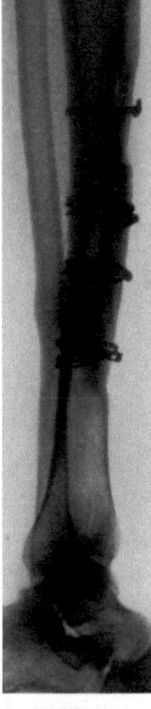

Abb. 8 a u. b. Komplizierter Unterschenkelbruch. Aufnahmebefund nach 7 Wochen (a), Dystrophie des distalen Fragmentes, die sich nach Verriegelung zurückbildet (b).

Komplizierte Brüche unterscheiden sich von den geschlossenen Frakturen durch die meistens ausgedehnteren Nebenverletzungen und durch die Gefahr ruhender Infektion im Verletzungsgebiet. Infolge der erheblichen Gewalteinwirkung, Weichteilzertrümmerung und Bruchsplitterung, ist die **Knochendystrophie auch bei aseptischer Wundheilung nicht auf das distale Fragment beschränkt**, sondern auch am bruchnahen Ende des proximalen Bruchstückes stärker ausgeprägt als bei unkomplizierten Frakturen (Abb. 9 und 10). Bestehen Zweifel über die Ausdehnung

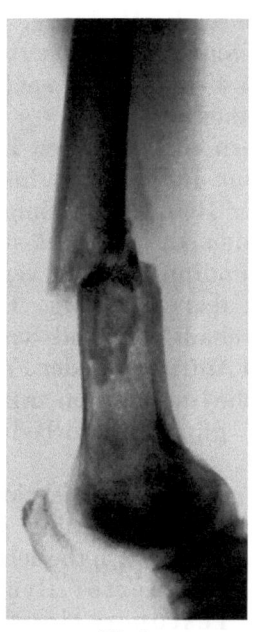
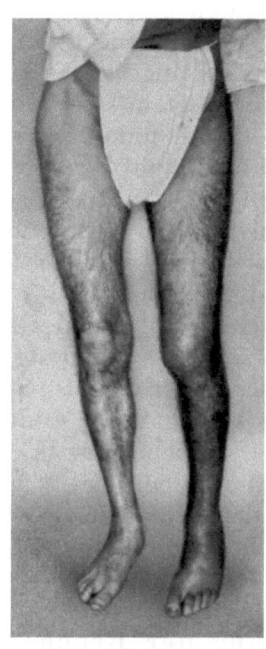

Abb. 9.   Abb. 10.
Abb. 9 u. 10. 15 Wochen alte komplizierte Oberschenkelfraktur, verzögerte Callusbildung. Vasomotorische und trophische Störungen an der Haut nur unterhalb der Bruchstelle, am Knochen auch am proximalen Bruchende.

der Dystrophie, so schafft die Röntgenaufnahme des proximalen Gelenkes Klärung. Findet sich an dem Gelenk oberhalb der Fraktur subchondrale Atrophie, muß auch das proximale Bruchende als geschädigt gelten.

Infektion komplizierter Brüche macht in jedem Falle sehr schwere dystrophische Knochenveränderungen. Der entzündliche Reiz der Toxine schädigt die ganze Extremität, die Dystrophie und ihre Folgen betreffen also auch den proximalen Gliedabschnitt.

Für die Anzeigestellung zur autoplastischen Vereinigung komplizierter Brüche ergeben sich hieraus besondere Richtlinien. Die Notwendigkeit der Operation, und zwar der möglichst frühzeitigen Plastik, ergibt sich wiederum daraus, daß Fortschreiten der dystrophischen Störungen nur durch Stabilisierung der gebrochenen Knochenachse zu verhüten ist.

Verzögerte Callusbildung ist bei komplizierten Brüchen später festzustellen als bei geschlossenen, weil die Bruchheilung durch die stärkere Gewebsverletzung, das Abfließen des Bruchhämatoms und die, durch prophylaktische Maßnahmen zwar eingeschränkte, aber stets vorhandene Dystrophie gestört, die Heildauer daher an sich schon verlängert ist. Im Durchschnitt ist verzögerte Callusbildung und Gefahr der Pseudarthrose 4—6 Wochen später anzunehmen, als bei unkomplizierten Brüchen.

Die Hauptgefahr liegt im Aufflackern einer latenten Infektion. Außer den allgemeinen Vorschriften für Infektionsverhütung bei Dystrophie müssen zur Vermeidung der Reinfektion einige besondere Vorsichtsmaßregeln beachtet werden, die geeignet sind, Vereiterung der Plastik durch ruhende Wundinfektion zu verhindern.

Vielfach erprobt und bewährt ist das zweizeitige Operieren nach *Lexer*, Ausschneidung aller geschädigten und vernarbten Weichteile, Entfernung der Splitter und Anfrischung der Fragmente in der ersten Sitzung, wodurch für die im zweiten Akt vorzunehmende Knochenplastik möglichst günstige Vorbedingungen geschaffen werden.

Von der Überlegung ausgehend, daß die Infektionsgefahr weniger in den primär versorgten und ohne Eiterung geheilten Weichteilen als im Knochen selbst zu suchen ist, habe ich **neuerdings bei einer größeren Zahl komplizierter Brüche die Anbohrung der Bruchenden als Testoperation auf ruhende Infektion angewandt**. Abgesehen davon, daß auch bei komplizierten Brüchen gründliche Anbohrung der Markhöhlen zur Heilung der Fraktur führen kann, werden durch diesen kleinen Eingriff Infektionserreger, die in den Bruchenden und im zwischengelagerten Narbengewebe stecken, mit Sicherheit aufgestört. Denn sie finden in dem neugebildeten Bruchhämatom einen günstigen Nährboden. Die Bohrung bedeutet zugleich eine wirksame Sensibilisierung des Bruchgebietes durch die nachfolgende Bruchhyperämie. Diese verstärkt bei der späteren Knochenplastik den Schutz gegen Infektionen. Beispielsweise wird bei nichtinfizierten komplizierten Unterschenkelbrüchen 10 Wochen nach dem Unfall die Anbohrung der Fragmente vorgenommen, weitere 10 Wochen später die Knochenplastik ausgeführt. Treten nach der Bohrung allgemeine oder örtliche Entzündungserscheinungen auf, so wird die Plastik, wie bei infizierten Knochenbrüchen, verschoben, da vorzeitige Operation mit größter Wahrscheinlichkeit zur Infektion der Plastik führt.

Beispiel: 25jähr. Mann. 19. X. 1936. Überfahrung durch Lastwagen. Komplizierte Stückfraktur des Unterschenkels mit handtellergroßer Weichteilwunde und schwerer Zertrümmerung der Wadenmuskulatur an der Bruchstelle. Operative Wundversorgung, Ausschneidung der zerfetzten und stark verschmutzten Weichteile. Entfernung eines lose in der Wunde liegenden großen Splitters. Lockere Hautnaht. Distraktionsgipsverband. — 22. XI. 1936: Abnahme des ersten Gipsverbandes. Narbe bis auf eine linsengroße Fistel, die in die Verletzung der Wadenmuskulatur führt, fest verheilt. Keine Callusbildung. — 30. I. 1937: Wunde vollkommen fest verheilt, Narbe mit der Tibia verwachsen. Belastung des Beines im Gehgipsverband. — 22. III. 1937: Narbe weiter reaktionslos bei fehlender Callusbildung. Anbohrung der Fragmente mit ausgiebiger Eröffnung der durch Narben und Callusmassen verschlossenen Markhöhle. — 25. V. 1937: Abnahme des Gehgipsverbandes, Narbengebiet entzündlich gerötet. Röntgenologisch keine Zunahme der Callusbildung, aber auch keine Anzeichen für entzündliche Vorgänge an den Bruchenden. Auf ausdrückliches Drängen des Pat. wird nun nach sehr gründlicher Hautvorbereitung, unter welcher die entzündliche Rötung des Narbengebietes rasch abheilt, die Operation der echten Pseudarthrose vorgenommen. Die Bruchenden sind eigentümlich schwammig aufgelockert und kalkarm, wie schon bei der Fragmentbohrung. Freie Spanverpflanzung von der Tibia des gesunden Beines. Die Fibula wird am kranken Bein nicht reseziert. Nach der Operation anfangs subfebrile Temperaturen. 25. XI. 1937: Stumpfosteomyelitis am distalen Fragment mit Abstoßung mehrerer Sequester. Der Knochenspan hat am oberen und unteren Fragment trotzdem festen knöchernen Anschluß gefunden, er scheint nur stellenweise arrodiert. Nach Entfernung der Stumpfsequester und eines sequestrierten Teiles des Transplantates ist die Fraktur Anfang Januar 1938 durch das Knochentransplantat fest verheilt.

Bleibt nach der Knochenbohrung entzündliche Reaktion aus, so darf die Gefahr der Reinfektion bei Knochenplastik als beseitigt angesehen werden.

Die technische Durchführung der Knochenplastik unterscheidet sich nicht unwesentlich von der Operation unkomplizierter Brüche. Sie hat sich nach den besonderen Verhältnissen bezüglich der Ausdehnung der Dystrophie zu richten.

Bei primär glatt geheilten komplizierten Brüchen bevorzugen wir wiederum die Verriegelung. Sie hat den großen Vorteil, daß bei allen nicht aseptisch einwandfreien Fällen die Tibia des gesunden Beines für die nach Abheilung einer etwa auftretenden Infektion notwendige freie Spanverpflanzung erhalten bleibt. Denn einmaliger Mißerfolg der Plastik schließt nicht aus, daß die nach entsprechender Frist durchgeführte zweite Knochenverpflanzung zur Heilung führt. Die stärkere Schädigung des proximalen

Fragmentes zwingt dazu, den Verriegelungsspan möglichst lang und dick zu nehmen, damit nach dem Umkippen des Spanes über dem Bruchspalt und den dystrophischen Bruchenden einwandfrei gesundes Transplantatgewebe liegt. Hat keine Probebohrung der Fragmente stattgefunden, so muß Anfrischung der Bruchenden und Entfernung aller minderwertigen Knochen und Weichteile vom Bruchspalt so radikal wie möglich ausgeführt, vor allem auch das schwer geschädigte bruchnahe Ende des verriegelnden Spanes abgetragen werden.

Die hierbei besonders ausgedehnte Anfrischung der Bruchenden führt zu Verkürzung der Knochenachse. Deshalb muß der Sperrknochen, bei Unterschenkelbrüchen die Fibula, ausgiebig genug gekürzt werden. Sonst ist, wenn man nicht den Defekt überbrückt, entweder die genaue Verzahnung der Fragmente unmöglich, oder die verhältnismäßig zu lang gewordenen Enden spießen sich in Weichteile ein und machen Gewebsschädigung und Zirkulations- und Nervenstörungen durch Druck, die nur durch nachträgliche Resektion des überschüssigen Knochens beseitigt werden können.

Der postoperative Behandlungs- und Heilverlauf ist der gleiche wie bei unkomplizierten Frakturen. Die vor der Plastik vorhandenen dystrophischen Störungen bilden sich nach der knöchernen Konsolidierung der Fraktur an den Weichteilen rasch, am Knochen langsamer zurück.

Kommt es trotz aller Vorsichtsmaßregeln zu Infektion der Plastik, so ist mit sachgemäßer Nachbehandlung trotzdem Heilung zu erzielen. Es ist falsch, den Gipsverband aufzuschneiden oder gar zu entfernen, wenn er stark durchblutet ist oder wenn anfangs Fieber besteht. Die Durchtränkung des Verbandes mit Wundsekret zeigt nämlich an, daß das Sekret sich durch Nahtlücken hindurch genügenden Abfluß verschafft hat, Eiter- oder Hämatomverhaltung also nicht mehr besteht. Die Ansammlung flüssigen Wundsekrets im Verband bildet zugleich den sichersten natürlichen Schutz gegen die besonders gefährliche und schädliche Austrocknung des Transplantates. Sie ist durch keinen noch so kunstvoll angelegten feuchten Verband zu ersetzen. Einleitung der offenen Wundbehandlung bedeutet bei infizierten Knochenplastiken Verzicht auf Einheilung des Transplantats. Denn die Verbandwechsel führen mit Sicherheit zur Einschleppung virulenter Eitererreger und besiegeln damit das Schicksal der Plastik. Führt man dagegen die geschlossene Gipsverbandbehandlung folgerichtig durch, so heilt die Fraktur trotz der Infektion. Zwar pflegt ein Teil des Knochenspans sich als Sequester abzustoßen, doch bringt der Rest des Spans und das transplantierte Periost den Bruch zur Heilung. Von 8 nach früheren Eiterungen infizierten Spanplastiken haben wir 7 mit geschlossener Gipsverbandbehandlung zur Heilung gebracht; nur 1 Fall endete mit der Amputation, und dieser war vorzeitig offen behandelt worden (*E. W. Lexer*).

Freie Spanverpflanzung von der gesunden Tibia wird angewandt, wenn die Verriegelung technisch oder infolge ausgedehnter Dystrophie des proximalen Bruchendes nicht möglich ist, also bei Defektbrüchen und bei vorangegangener Wundeiterung. Knochendefekte können dadurch entstehen, daß bei dem Unfall selbst ein Knochenstück aus der Wunde geschleudert wird. Sie entstehen ferner gerade bei den stark gesplitterten komplizierten Frakturen, wenn die abgesprengten Splitter bei der sekundären Vereinigung des Bruches entfernt werden. Besonders in diesen oft von der Ernährung abgeschlossenen Bruchstücken sitzen mit Vorliebe Entzündungserreger. Sie müssen daher rücksichtslos beseitigt werden. Es empfiehlt sich, diese Knochendefekte, die entsprechend verlängert werden müssen, durch den aus der gesunden Tibia entnommenen gleichzeitig stabilisierenden Span auszufüllen, damit Knochenlücken, in denen sich Sekret ansammeln und infizieren kann, möglichst vermieden werden.

28jähr. Mann. Motorradunfall am 20. IV. 1937. Komplizierte Zertrümmerungsfraktur des Unterschenkels mit ausgedehnter stark verschmutzter Haut- und Muskelverletzung. Operative Wundausscheidung, Spülung mit H_2O_2, Jodtinktur und Phenolcampher. Lockere Hautnaht. Einrichtung der Fraktur durch Drahtextension am Calcaneus, Distraktionsgipsverband. Primäre Wundheilung. Vorübergehend mit Gehgipsverband entlassen. — 10. IX. 1937: Abnahme des Gipsverbandes. Narben fest und reaktionslos, Frakturstelle sehr stark beweglich. Operation: Freilegung der Fraktur durch geraden Hautschnitt über der Tibia, Entfernung aller Splitter, Resektion der Fibula. Spanplastik. Der aus dem gesunden Bein entnommene Tibiaspan wird in die bestehenden Lücken der Tibia und das entsprechend angefrischte proximale Fragment eingebettet. Primäre Wundheilung. — 12. XI. 1937: Abnahme des Gipsverbandes. Bruch fest, Fibuladefekt regeneriert sich. Nach 8 Wochen Massage und aktiver Übungsbehandlung sind die vasomotorischen und trophischen Störungen, die vor der Plastik außerordentlich stark waren, an den Weichteilen vollständig abgeheilt. Röntgenologisch besteht am distalen Fragment noch sehr starke Knochenatrophie, doch wird diese von der verheilten Bruchstelle abwärts zunehmend geringer (Abb. 11).

Verhütung des Aufflackerns latenter Infektion ist bei diesen Brüchen die vordringlichste Aufgabe. Zur Infektionsverhütung gehört gerade bei komplizierten Brüchen sorgfältige Beachtung der besonderen Raumverhältnisse. Es genügt nicht, den Span an einem

Fragment in die Defektlücke einzubetten, ihn aber am anderen, nicht vorbereiteten Bruchende einfach anzubinden. Wo kein Defekt vorhanden ist, muß er mit Hammer und Meißel geschaffen werden. Sonst wird der Weichteilschlauch nach Einpflanzung des dicken Knochentransplantates zu eng, die Haut kann nur unter Spannung genäht werden. Nahtinsuffizienz und mindestens

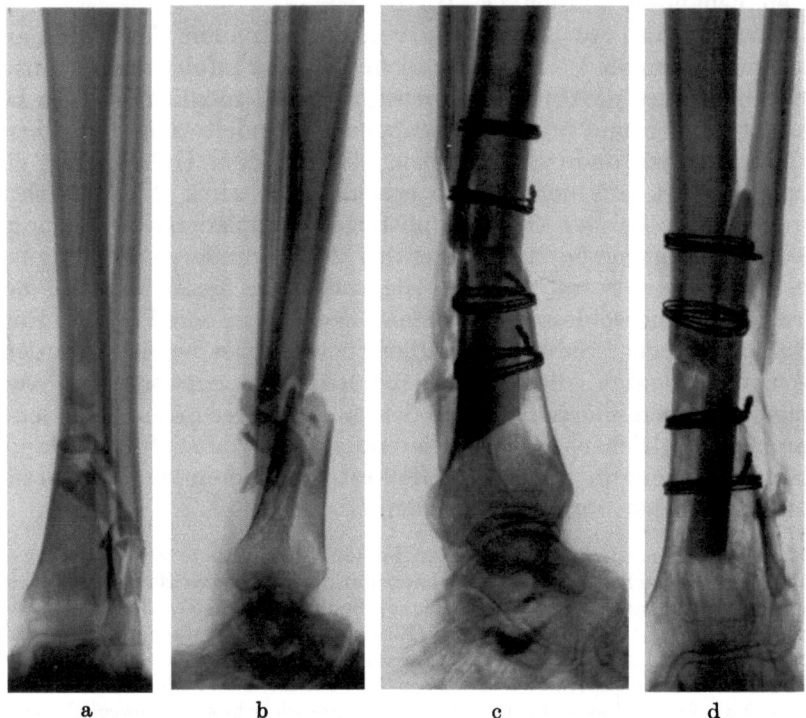

Abb. 11. a und b: 22 Wochen nach dem Unfall; c und d: 12 Wochen nach der Plastik.
Dystrophie des distalen Bruchendes nach Plastik gebessert.

sekundäre Wundheilung durch Granulation ist dann die Folge der fehlerhaften Vorbereitung des Transplantatbettes.

Bei der infizierten Fraktur kommt für die autoplastische Vereinigung der Fragmente ausschließlich die freie Spanverpflanzung in Betracht. Wegen der erhöhten Gefahr der Reinfektion muß mit der Plastik zwei volle Jahre, vom Ende der Wundeiterung an gerechnet, gewartet werden. Auch dann ist die Gefahr eines Wiederaufflackerns der alten Infektion nicht sicher ausgeschlossen, doch ist sie hiernach erfahrungsgemäß geringer.

Für die Technik der freien Spanverpflanzung bei infizierten komplizierten Brüchen gelten in verschärftem Maße alle Vorschriften für infektionsverhütende Gewebsbehandlung bei Dystrophie. Der transplantierte Knochenspan darf kein Span, auch kein Spänchen, sondern muß ein langer, dicker, kräftiger, von gesundem Periost bedeckter Knochenbalken sein. Anfrischung der Bruchenden, Vorbereitung des Transplantatlagers, gründlichste Entfernung aller geschädigten und vielleicht Eitererreger bergenden Gewebsteile muß so durchgeführt werden, daß das Transplantat überall, ohne Raumbeengung zu machen, in der zwar dystrophischen, aber weitgehend keimfrei gemachten Substanz der Fragmente eingebettet werden kann. Man scheue sich nicht, ein Drittel oder gar die Hälfte des Fragmentdurchmessers an der Bruchstelle abzuschlagen, wenn die Infektionsgefahr dadurch vermindert werden kann. Die Hauptsache ist, daß das Knochentransplantat so dick ist, daß bei Infektion auch nach Sequestrierung eines Teiles des Spanes genügend Transplantatmasse zurückbleibt und einheilt.

Nur in einigen Ausnahmefällen haben wir infizierte Knochenbrüche vor Ablauf der 2 Jahre operiert. Wir sind davon ausgegangen, daß der Kranke trotz stützender Verbände und Apparate in diesen 2 Jahren durch körperliche Behinderung und erhebliche subjektive Beschwerden an der dystrophischen Extremität krankt und arbeitsunfähig ist, damit also der Allgemeinheit zur Last fällt. Der endgültige Behandlungserfolg wird durch die nach so langer Zeit irreparabel gewordenen Schädigungen durch die Dystrophie höchst fragwürdig. Andererseits fallen hier unsere Erfahrungen mit infizierten Knochenplastiken ins Gewicht. Bei Infektion der Plastik beträgt die Heilungsdauer nach der Operation im Durchschnitt 14 Monate bis zum Wiedereintritt der Arbeitsfähigkeit. Selbst im ungünstigsten Falle einer Infektion der Plastik bedeutet also die vorzeitige Operation wesentliche Abkürzung des Heilverfahrens. Die auch nach Ablauf der Zweijahresfrist noch bestehende Möglichkeit einer Reinfektion ist dabei nicht einmal berücksichtigt.

Wenn wir trotzdem grundsätzlich an der 2jährigen Karenzzeit festhalten, so geschieht dies auf Grund verschiedener trüber Erfahrungen mit der Dankbarkeit der Patienten. Der Kranke ist bei Mißerfolg der Behandlung sehr leicht geneigt, die Schuld nicht in der schweren Verletzung, sondern beim Arzt zu suchen. Dies gilt ganz besonders bei mißglückten Knochenplastiken. Wenn also vorzeitig operiert werden soll, so muß der Kranke selbst, der über die Gefahren eingehend zu belehren ist, nicht nur die übliche schriftliche Einverständniserklärung zur Operation abgeben, sondern schriftlich um die Operation bitten und erklären, daß der behandelnde Arzt ihm gegenüber die Verantwortung für das Gelingen einer nach den Regeln der ärztlichen Kunst durchzuführenden Plastik wegen der noch bestehenden hohen Infektionsgefahr abgelehnt hat. Dadurch schützt man sich vor unangenehmen Überraschungen.

Zusammenfassung.

Traumatische Gliedmaßendystrophie hat für die praktische Unfallchirurgie außerordentliche Bedeutung. Die meisten nach Unfällen zurückbleibenden Verletzungsfolgen sind auf die vasomotorischen und trophischen Störungen zurückzuführen. Diese betreffen alle Gewebe der Extremitäten.

Die Entwicklung der akuten Gliedmaßendystrophie ist durch Maßnahmen, welche das Wesen dieses Krankheitsbildes berücksichtigen, weitgehend zu vermeiden oder auf ein unvermeidbares Mindestmaß zu beschränken.

Akute Gliedmaßendystrophie ist ein Symptom für krankhafte Reizzustände an der Extremität, welche die Durchblutung, Nervenversorgung und Stoffwechsel schädigen. Dystrophische Spätschäden können nur durch frühzeitige funktionelle Wiederherstellung verhütet werden. Voraussetzung für funktionelle Wiederherstellung ist frühzeitige anatomische Wiederherstellung. Hieraus ergeben sich für die Prophylaxe bestimmte Richtlinien, welche für die einzelnen betroffenen Gewebsarten getrennt beschrieben werden.

Bei manifester Dystrophie besteht herabgesetzte Widerstandsfähigkeit der Gewebe gegen Schädigungen aller Art, vor allem gegen Infektion. Die an der Freiburger Klinik bewährten Methoden für die Vor- und Nachbehandlung, welche die besonderen Verhältnisse bei dystrophischen Störungen berücksichtigen, werden eingehend erörtert.

Dystrophische Gewebe sind für Gewebstransplantation nicht geeignet. Durch sinngemäße Anwendung der einzelnen Operationsmethoden, welche die herabgesetzte Vitalität dystrophischer Gewebe in Rechnung stellt, wird die Sicherheit des Behandlungserfolges erhöht.

Schrifttum.

Böhler, Arch. klin. Chir. **177**, 128 (1933). — *Karitzky*, Arch. klin. Chir. **190**, 669, 714 (1937) — Zbl. Chir. **64**, 8 (1937). — *E. W. Lexer*, Verh. dtsch. Ges. Chir. Berlin **1937**. — *Magnus*, Arch. klin. Chir. **177**, 265 (1933). — *Rehn*, Arch. klin. Chir. **186**, 244 (1936). — *Rieder*, Dtsch. Z. Chir. **248**, 269 (1936). — *Sudeck*, Fortschr. Röntgenstr. **5**, 277 (1902).

Grundriß der gesamten Chirurgie

Ein Taschenbuch für Studierende und Ärzte

Allgemeine Chirurgie. Spezielle Chirurgie Frakturen und Luxationen. Operationskurs Verbandlehre

Von

Professor Dr. **Erich Sonntag**
Direktor des Chirurgisch-Poliklinischen Instituts der Universität Leipzig

Vierte, vermehrte und verbesserte Auflage

XII, 1128 Seiten. 1937. Gebunden RM 28.80

Inhaltsübersicht:

Allgemeine Chirurgie: 1. Aseptik. A. Körperoberfläche. B. Operationsmaterial. C. Operationsraum. — 2. Anästhetik. A. Allgemeine Betäubung (Narkose). B. Örtliche Betäubung. — 3. Wunde, Wundheilung und Wundbehandlung einschl. Plastik und Transplantation. A. Wunde. B. Wundheilung. C. Wundbehandlung. — 4. Nekrose. — 5. Verletzungen (mit Ausschluß der Frakturen und Luxationen). A. Mechanische Verletzungen. B. Thermische Verletzungen. C. Chemische Verletzungen. Anhang: Allgemeine Verletzungsfolgen. — 6. Chirurgische Erkrankungen der einzelnen Gewebe. — 7. Die chirurgischen Infektionskrankheiten. A. Allgemeines über Infektion. B. Spezielles über die einzelnen Infektionskrankheiten. — 8. Geschwülste. A. Allgemeiner Teil: Definition, Einteilung, Ätiologie, Verlauf, Prognose, Therapie. B. Spezieller Teil.

Spezielle Chirurgie. Weiche Schädeldecken. Schädelknochen. Gehirn, sowie dessen Häute und Gefäße.

Frakturen und Luxationen. 1. Allgemeiner Teil: Frakturen, Kontusionen, Distorsionen und Luxationen der Gelenke. 2. Spezieller Teil.

Operationslehre. 1. Ligaturen. A. Allgemeines. B. Spezielles. — 2. Amputationen und Exartikulationen. A. Allgemeines. B. Spezielles. — 3. Gelenkresektionen. A. Allgemeines. B. Spezielles. — 4. Verschiedene typische Operationen.

Verbandlehre. A. Einfache Verbände. B. Lagerungsverbände. C. Kontentivverbände. Streckverbände einschl. Knochen-, spez. Drahtextension. Druckverbände. Anhang: Unfallversicherung. — Sachverzeichnis.

VERLAG VON JULIUS SPRINGER IN BERLIN

Grundriß
der gesamten Chirurgie

Ein Taschenbuch für Studierende und Ärzte

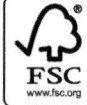

MIX
Papier aus verantwortungsvollen Quellen
Paper from responsible sources
FSC® C105338

If you have any concerns about our products,
you can contact us on
ProductSafety@springernature.com

In case Publisher is established outside the EU,
the EU authorized representative is:
**Springer Nature Customer Service Center GmbH
Europaplatz 3, 69115 Heidelberg, Germany**

Printed by Libri Plureos GmbH
in Hamburg, Germany